식용 수소이야기 2

식용 수소와 건강 혁명

건강과 음식의 르네상스

저 자	일본 ㈜ 수소연구소 소장	**와카야마 토시후미**
옮긴이	한국식용수소연구소 소장	**양은모**
감 수		
의학박사 아카사카안티에이징클리닉원장		**森 吉臣(모리 요시오미)**
의학박사 Y.H.C 야야마클리닉 원장		**矢山利彦(야야마 토시히코)**

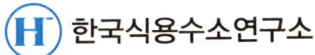
한국식용수소연구소

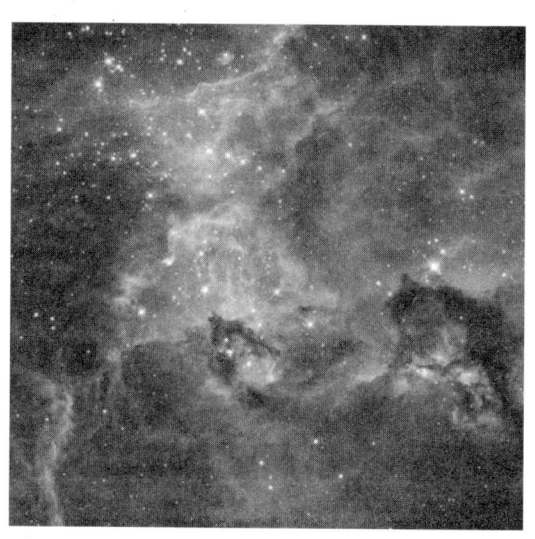

시작하며

'수소란 무엇인가?'라고 물으면 대부분의 사람들은
'수소는 산소와 결합하여 물이 되는 것'
'물을 전기분해 하면 음극에서 나오는 기체'
'폭발하기 쉬운 위험한 가스'
'미래의 에너지'라고 대답하지만,
'식용 수소가 생명을 지탱해주는 인체에너지의 주역'이라고 대답하는 사람은 없을 것입니다.

'수소가 건강에 좋은가요?'라는 질문에 일부 의사를 제외한 대부분의 의사들은 이구동성으로 '거짓말'이라든가 '그런 것은 잘 모르겠다'라고 대답할 것입니다.

의사들은 처방약과 건강기능식품의 상호작용을 염려하여 부정적이 되었는지도 모릅니다. 하지만 최근 의료계를 비롯한 의사, 약제사, 검사 기사들로부터 '여하튼 건강에 좋은 것 같다'라는 말을 듣고 있습니다. 환자들의 질병을 개선하기 위해서는 식용 수소의 임상 가능성을 추구해야 합니다.

우리를 둘러싸고 있는 모든 생물체들은 수소의 작용으로 생육하는 생명들입니다. 태양조차도 그 실체는 수소 덩어리이고, 수소원자들의 핵융합으로 지구에 빛과 에너지를 공급하고 있습니다.

식품으로부터 섭취하는 3대 영양소(탄수화물, 지방, 단백질)에도 모두 수소가 포함되어 있습니다. 소화·섭취한 영양소는 세포 내 미토콘드리아에서 에너지로 변하기 때문에 모든 동식물이 수소에 의해 살아가고 있다고 말할 수 있습니다.
식용 수소는 스트레스나 환경 오염, 식품 첨가물, 농약 사용 등으로 생기는 과잉 활성산소를 물로 만들어, 몸 밖으로 배출하여 세포를 지켜줍니다.

일본경제의 고도성장을 담당하고, 세계 2차 대전 후의 라이프스타일을 만들어 왔던 '단카이(団塊)세대(1947~49년 제1차 베이비붐시대에 태어난 세대)'가 이제 환갑을 맞이하고 있습니다. 살기 위해 필사적으로 일하고 버블붕괴 후 '잃어버린 10년' 동안 가장 고생했던 이 세대가 지금 일본사회 최전선에서 사라지려 합니다.

일본의 인구 구성에서 가장 많은 비중을 차지하고 고령기 문턱에 있는 세대인 65세 이상의 최대 관심사는 바로 건강입니다. '질병은 마음에서 온다'라고 말하듯이 정신적인 스트레스를 견디지 못하고 병을 얻는 사람이 많습니다.

병을 약으로만 나을 수는 없습니다. 사람의 몸이 가지고 있는 자연치유력과 면역력을 높여가는 일이 더욱 중요하다고 생각합니다.

고령자에게 많은 당뇨병, 심근경색, 전립선비대, 관절 류머티즘, 암까지도 체내의 과잉 활성산소가 원인인 것으로 알려졌습니다. 세포 하나하나를 활성산소의 피해로부터 보호하고 충분한 에너지를 세포에 보급한다면 건강한 몸을 유지할 수 있을 것입니다.

수소는 우주에서 가장 작고 가장 많이 존재하고 있는 원소입니다.

수소가 살아있는 모든 생명과 깊은 관계가 있다는 사실은 생명과학, 특히 분자세포 생리학 연구로 알게 되었습니다.

　인체는 우주의 축소판입니다.

　인간은 생물학적으로 60조(兆) 개의 세포로 이루어진 집합체입니다.

　'지구'에서 생명이 탄생한 이래, 우리들 신체(몸)는 에너지 대사 시스템의 주역인 '수소'를 축으로 '생명의 릴레이'를 계속해 왔습니다.

　수소야말로 우리들 생명을 지탱하고 있는 에너지 주역입니다.

TIP

원소표

구분	H·	He:	Li·	·Be·	·Ḃ·
원자명	수소	헬륨	리튬	베릴륨	붕소
원자번호	1	2	3	4	5

구분	·Ċ·	·Ṅ·	:Ö:	:F̈:	:N̈e:
원자명	탄소	질소	산소	불소	네온
원자번호	6	7	8	9	10

· 은 최외각의 전자를 나타낸다

인류는 오랜 기간 페스트, 콜레라, 에이즈 그리고 신종 인플루엔자 등 여러 병원균과 싸워왔습니다. 그러나 그 대상이 활성산소가 원인인 당뇨병 등의 생활습관병으로 바뀌고 있습니다. 인류는 수소의 활용으로 '질병'을 극복하고 건강하게 장수할 가능성이 있다는 사실이 밝혀지고 있습니다.

'의료와 음식의 근원은 같다'라는 말이 있습니다. 건강은 음식의 질에 따라 지탱됩니다. 화학비료나 농약을 사용하지 않은 유기농재배는 전체 농산물 생산량의 0.1%에 지나지 않습니다. 일본의 수산자원도 점차 양식어업이 주역인 시대가 되었습니다. 여기서도 수소의 역할을 기대할 수 있을 것입니다. 축산이나 수산양식에서도 식용 수소를 사료에 배합함으로써 항생물질에서 자유로우며 안심하고 먹을 수 있는 안전한 식품의 실현이 가능할 것입니다.

마이너스 수소이온(H^-)은 정말 존재하는가? 라는 질문에 대답하기 전에 다케우치 가오루(竹內 薰)씨의 『99.9%는 가설 ~ 자신의 상식으로 판단하지 않기 위한 사고법~』(光文社)이라는 저서의 일부를 인용하겠습니다.

'비행기가 하늘을 나는 구조는 아직 완전하게 해명되지 않았습니다. 현재의 설명들은 하나의 가설에 지나지 않습니다. 이것은 비행기에만 국한되는 것이 아닙니다. 과학적으로 해명되었다고 생각하는 것들도 대부분 가설일 뿐입니다.

과학은 전부 가설에 지나지 않습니다. 과학뿐 아니라, 우리들을 둘러싸고 있는 세상도 가설로 넘쳐나고 있습니다.

부모님의 가르침이나 교과서에 쓰여 있는 것, 누구나 당연하다고 여기는 상식이나 습관, 정설도 그저 가설에 지나지 않는 것입니다. 그리고 가설이기 때문에 뒤엎는 것도 가능합니다.'

정말 재미있고 뛰어난 식견입니다.

수소의 플러스 이온(H^+)은 존재하지만 마이너스 이온(H^-)은 존재하지 않는다고 대부분의 학자들은 생각했습니다.

학설이나 상식을 뒤엎은 마이너스 이온(H^-)이라고 하는 물질은 교과서에도 나오지 않으며 대학에서도 들어본 적이 없습니다. 아무리 뛰어난 물리학 이론도 증명 될 때까지는 단순한 가설일 뿐입니다.

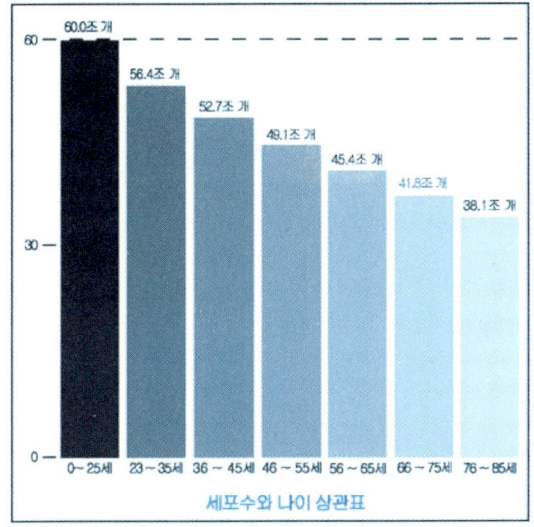

　뉴턴은 사과가 나무에서 떨어지는 것을 보고 만유인력의 존재를 알았다는 이야기가 있습니다. 뉴턴이 그 존재를 증명하기 이전에도 지구상의 만유인력은 존재했습니다.

　도쿄대학의 물리학자 고시바 마사토시(小柴昌俊)박사는 뉴트리노(Neutrino 中性 微子)의 실재를 증명하는데 성공하여 2002년에 노벨 물리학상을 받았습니다. 그러나 뉴트리노의 실재를 증명하지 않았더라도 뉴트리노는 이미 존재하고 있었던 것입니다.

H⁻의 실재를 계측하여 증명하지 못한다는 것은 H⁻가 존재하지 않는다는 것을 의미하지는 않습니다.

2003년에 일본에서 발행한 『이와나미(岩波) 이화학사전』 제5판(이와나미 서점)의 689페이지에는 메탄(CH_4)이나 수소화칼슘(CaH_2) 등 여러 가지 예를 들어 마이너스 이온 H⁻가 실재하는 것을 명확하게 기록하고 있습니다.

세계 의학계에서 저명한 일본『하퍼 Harper・생화학』원서 25판(마루젠 丸善)에도 마이너스 수소이온의 존재에 대해 쓰여 있습니다.

천문학의 아버지라고 불리고 "피사의 사탑"에서 철로 된 공을 떨어뜨린 실험으로 유명한 갈릴레오는 당시 지동설을 주창하여 재판에 회부되고 유죄판결을 받았습니다. 일설에는 '그래도 지구는 돈다'라는 말을 했다고 전해지고 있습니다.

'마이너스 수소이온은 세포를 활성화시키고 면역력을 높여 활성산소 즉 유해산소를 중화시켜 제거합니다. 그 결과 활성산소 때문에 발생하는 여러 가지 질병을 개선할 가능성이 있다.'라는 말을 하면, 아무리 많은 임상사례가 있다고 하더라도 일본에서는 약사법에 저촉된다는 이유로 유죄가 될 것입니다. 그때 '그래도 수소로 병은 낫는다'라는 말을 해서는 안 됩니다. 수소로 병이 나은 사람도 있고 낫지 않는 사람도 있을 수 있기 때문입니다.

개인차가 있기 때문입니다. 식용 수소는 단지 우리들의 세포 면역력을 높이는데 도움을 주는 것뿐입니다. 가설을 실증하는 것은 유연한 사고방식이 가능한 학자나 의료관계자에 주어진 특권이라고 해도 과언이 아닙니다.

저자 와카야마 토시후미

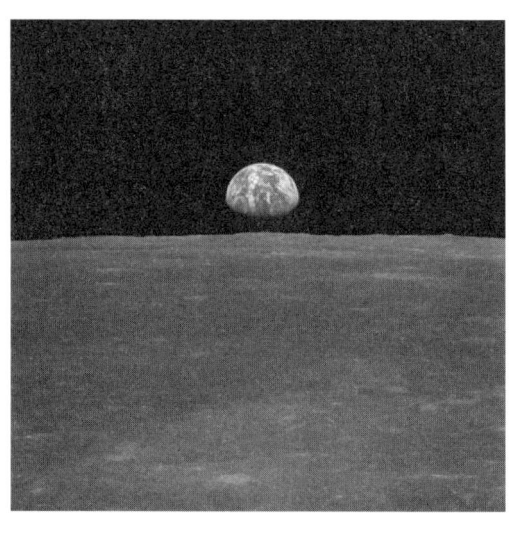

목 차

시작하며 ··· | 3

서 론

나의 손녀 미사키(*海咲*) 아나이스 톨나트 ····················· | 18
수소식품 복용자로부터의 편지 ······································· | 24

제1장 수소의 시대

우주와 수소 ··· | 32
산소와 활성산소 ··· | 35
수소의 시대 ··· | 38
수소 에너지 ··· | 44

제2장 에너지대사와 수소

에너지대사 ··· | 50
구연산 사이클 ··· | 52

제3장 인체의 면역시스템과 수소

세포 ··· | 54
면역 ··· | 57
세포와 콜레스테롤 ··· | 59

제4장 수소의 항산화력

항산화물질 ··· | 62
식용 수소와 산호칼슘 ··· | 64

제5장 식용 수소의 활동

혈액과 식용 수소 ··· | 68
수면과 식용 수소 ··· | 71
스트레스와 식용 수소 ··· | 75
염증과 식용 수소 ··· | 79

제6장 식용 수소와 의료

메타볼릭신드롬과 식용 수소 ·· | 82

통합의료와 식용 수소 ·· | 84

제7장 식용 수소의 의료적 유효성

식용 수소의 의료적 유효성 ·· | 88

관절 류머티즘과 식용 수소 ·· | 90

식용 수소의 간 조직 예방효과 ······································ | 93

식용 수소의 발암억제 효과 ·· | 96

코 알레르기 억제효과 ·· | 98

수소는 통증 경감의 특효약 ·· | 100

제8장 식용 수소와 스포츠

식용 수소와 스포츠 ·· | 104

제9장 식용 수소 식품

식용 수소 ··· | 108

수소식품과 pH(페하)의 관계 ·· | 111

제10장 식용 수소와 어린이

어린이는 이세상의 보물 ··| 116

제11장 식용 수소와 환경

수소와 환경 ··| 122

제12장 식용 수소의 효과

케이스별 체험담 〈간 경변〉 ···| 130
〈자율신경 실조증〉 ·······················| 132
〈만성 관절 류머티즘〉 ···················| 134
〈알코올성 간 경변〉〈위 궤양〉〈식도 정맥류〉 ····| 136
끝으로 ··| 138
"식용수소와 건강혁명"에 부쳐 ······································| 140
저자 소개, 참고문헌 ··| 145
감수자 소개, 번역자 소개 ···| 146
번역을 마치면서 ··| 148
추천사 ···| 150

■ TIP ···········| 6, 9, 37, 43, 45, 66, 92, 101, 106, 112, 127

서론

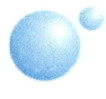 나의 손녀 미사키(海咲) 아나이스 톨나트

나의 손녀 이름은 미사키(海咲) 아나이스 톨나트다.

2006년에 일본에서 출판한 『수소와 혁명』의 "와인과 비둘기둥지" 편에서 프랑스인과 결혼한 딸 가즈코(和子)가 파리에서 출산한 일, 그리고 그 손녀딸을 보기 위해 파리에 갔던 일을 쓴 적이 있다.

미사키가 벌써 네 살이 되었다. 일본어와 프랑스어를 구사할 수 있다. 손녀는 눈에 넣어도 아프지 않을 정도로 사랑스럽다는 마음은 누구에게나 공통적인 감정일게다.

특히 그 손녀가 선천적인 질환을 가지고 태어나 질병과 싸우는 모습을 지켜보는 입장이 되었을 때의 측은함과 애틋함은 말로 다 표현할 수가 없다.

경험해 보지 않은 사람은 아마도 알 수 없을 것이다. 미사키는 두 살이 조금 넘었을 때 백혈구(과립구)의 90%를 차지하는 호중구(好中球 Neutrophils)가 자기 효소로 녹아버리고 마는 호중구 감소증이라는 특이한 병에 걸렸다.

백혈구의 수가 적어지면 체내에 균이나 바이러스가 침투하거나 가벼운 감기에 걸리기만 해도, 고열로 몸이 녹초가 되어버린다. 따라서 병원의 무균 실에서 항생제 치료를 받아야 하기 때문에 여행을 떠날 때도 항상 진료기록카드를 가지고 가야 한다.

손녀 미사키는 파리 대학병원과 클리닉에서 언제라도 발열시에는 즉시 혈액검사를 받을 수 있다. 검사결과에 따라서는 언제든지 입원할 수 있는 준비도 해 두었다.

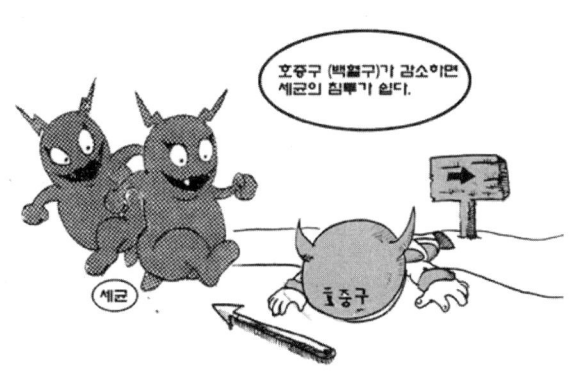

항생제는 일 년 내내 상비약으로 복용해야하며 어쩌면 평생 항생제를 끊지 못하게 될 수도 있다. 면역력이 떨어지자 어린아이 피부 특유의 탄력도 없어지고, 피부에 알레르기성 습진과 비슷한 증상이 나타났다가 사라지곤 했다. 여름에 모기라도 물리면 며칠씩 그 붓기가 가라앉지 않는다. 가벼운 찰과상만 생겨도 큰일이 나기 때문에 한시도 눈을 뗄 수가 없었다. 정말 조심스럽게 키우지 않으면 안 되었다.

나는 미사키에게 수소를 먹이자고 제안했다. 사위인 쟝 루이는 대학병원의 담당 의사와 상담하고 나서 '식용 수소라는 의학적 근거도 없는 것을 먹인다면 치료를 책임 질 수 없다'라는 말을 듣고 왔기 때문에, 내 특효약(식용 수소)을 미사키에게 먹일 용기가 없었다.

백혈병으로 진단받은 후 여러 종류의 약을 먹인지 1년이 지났지만 상황은 조금도 변하지 않았다.
내가 사위 쟝 루이와 처음 만난 것은 10여 년 전의 일이다. 딸 가즈코가 결혼하고 싶은 상대를 소개 하겠다고 하기에 파리의 호텔에서 만나기로 했다. 눈에 넣어도 아프지 않을 정도로 사랑한 내 딸을 프랑스 녀석한테 빼앗기는 허망함을 느낀 그날의 광경은 지금도 잊을 수가 없다.

일본에서 대학을 졸업하고 취직한지 1년도 채 되지 않았는데 보스턴 미술관대학 석사과정을 밟겠다고 미국에 가버렸다. 졸업하면 일본에 돌아올 거라고 믿었지만 이번에는 프랑스에 가겠다고 하는 게 아닌가. 졸업 후 이번에야 말로 일본으로 돌아오겠지 했는데 결혼해서 프랑스에 남겠다고 하는 것이다.

나는 손녀 미사키를 위해 딸 부부에게는 비밀로 하고 수소분말을 배합한 특별한 과자를 개발했다.

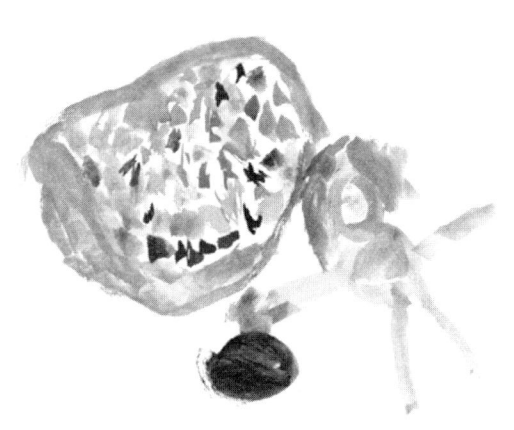

그림: 미사키 아나이스 톨나트

식용 수소를 주성분으로 하면서도 해초 등 건강에 좋다고 알려진 성분들을 배합하여 맛을 조정했다. 1년에 걸쳐 샘플 과자를 만드는 데 성공했다. 손녀의 체중을 고려하여 하루에 2~3개, 몸 상태가 좋지 않을 때는 4~6개를 먹였다.

미사키는 점차 발열이 줄어드는 등 눈에 띄게 건강해졌다. 백혈구(호중구) 수가 감소하는 비율도 줄어들고, 감기에 걸려 열이 40도 가까이 올랐을 때도 긴급 입원할 필요가 없어졌다. 얼굴색도 좋아져 수소를 섭취하기 시작한지 1년 후에는 피부 윤기도 어린아이처럼 돌아왔다. 장거리 여행을 해도 괜찮다는 진단을 받아 1년의 절반을 일본에서 보내기도 했다.

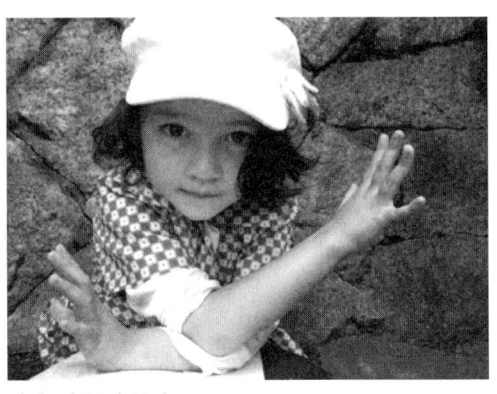

사진: 장 루이 톨나트

의사의 말만 듣고 미사키에게 식용 수소를 먹이는데 반대했던 사위 쟝 루이도 이제는 자기도 식용 수소식품을 섭취하고 있다.

수소식품 복용자로부터의 편지

일본 ○○현 ○○시에 살고 있는 스즈키 씨(44세)의 편지를 소개한다.

『딸아이는 생후 2개월 때 암 치료를 위해 방사선 치료를 너무 많이 받아, 보통 사람이 일생 동안 쏘일 수 있는 정도인 최대량의 방사선을 쏘였습니다. 그 영향으로 여러 가지 문제가 생겨 몇 번이나 입원했습니다. 암을 억제하는 유전자가 부족한 상태에서 생기는 병입니다. 본래 가지고 있는 암에 대한 저항력이 약하기 때문에 방사선의 피해가 더욱더 심각했고, 의사선생님들은 평생 동안 암과 싸워야 하고 그리 오래 살지 못할 것이라고도 했습니다.

딸의 몸 상태가 좋지 않은 날이 많아져 저도 '하고 싶은 일'을 중도에 포기해 왔었습니다. 몇 명밖에 없는 특수학교(입원한 아이들을 위한 병원 안에 있는 학교: 역주)에 다녔습니다. 학생이 딸아이 혼자라 외로움에 지쳐 친구들이 있는 중학교로 옮기기를 간절히 바랄 때 만난 것이 식용 수소 식품이었습니다.

식용 수소를 만나고 나서 우리 모녀의 생활은 크게 변했습니다. 나는 중학교 시절 원인불명의 병으로 10년간 강한 스테로이드제를 복용하여 몸 상태가 엉망이 되었습니다. 결혼하고 나서도 1년의 절반은 누운 채로 지냈던 나와, 생후 2개월에 소아암에 걸려 15년간 입원과 퇴원을 반복하여 몇 년 동안은 학교에도 거의 가지 못했던 딸아이가 크게 건강해졌기 때문입니다.

지금까지 많은 건강식품을 먹어보았지만, 완전히 좋아지지는 않았습니다. 처음 식용 수소 이야기를 들었을 때 특별한 느낌이 들었습니다. 꼭 먹어야겠다고 생각했습니다.

결과는 생각했던 것 이상이었습니다. 섭취한 다음날 아침, 아무런 고통 없이 상쾌하게 일어날 수 있었던 것을 기억하고 있습니다. 딸아이는 장애가 있었는데 식용 수소를 먹고 "엄마, 몸이 가벼워졌어"라고 했습니다.

지금까지 어떠한 건강식품이라도 내가 챙겨주지 않으면 먹지 않았는데 식용 수소는 딸아이가 직접 챙겨서 먹게 되었습니다. 지금까지는 아픈 아이들을 위한 특수학교에 다녔었지만, 식용 수소 덕분에 올해부터는 일반학교에 다니게 되었습니다.

지금까지 1년의 절반 정도는 결석하고, 소풍 때는 체력 부족으로 휠체어를 타고 이동했었는데, 이번 3일 동안의 수학여행은 제법 힘든 스케줄을 전부 걸어서 다닐 수 있었습니다. 정말 기적이 일어난 것입니다.

장애가 있는 딸아이를 학교에 데려다 주고 또 데리러 가고, 행사가 있을 때는 옆에서 보살펴야 했습니다. 그래서 일을 할 수 없었고(어차피 저도 몸 상태가 좋지 않아 일을 할 수 있는 상황은 아니었지만) 경제적인 여유도 없었습니다.

병들고 장애아이가 있지만, 내가 체험한 일을 있는 그대로 이야기하고 주변 사람들에게 수소식품을 추천함으로써 조금씩 주위 사람들에게 알려지게 되었습니다. 많은 사람을 소개한 것은 아니지만 덕분에 매달 딸아이와 함께 식용 수소식품을 먹을 수 있을 정도의 수입도 얻게 되었습니다.

전 세계 애용자 중에서는 저희 모녀와 같이 식용 수소식품 때문에 살아갈 희망을 얻은 분이 많을 거라 생각합니다.
귀사가 앞으로 이루어 줄, 진정한 건강혁명에 대해 경외하는 마음과 커다란 기쁨, 그리고 기대를 걸고 있습니다.

아무리 의료 기술이 발달하더라도 몸과 마음이 아픈 사람이 늘어나는 현재 일본사회의 상황을 변화시킬 수 있도록 많은 활약 부탁드립니다.』

"이 일을 시작하길 정말 잘했다"라고 생각한다. 나는 집필중인『식용 수소와 건강 혁명』안에 이 편지를 소개하여 난치병으로 고생하는 많은 환자가 결코 포기하지 않고 힘을 내, 병과 싸워나갔으면 한다.

그러기 위해 용기를 주고자 하는 마음으로 스즈키 씨에게 편지를 책에 싣도록 허락 해 달라고 부탁했다. 스즈키 씨는 다음과 같은 답장을 보내왔다.

『안녕하세요, 스즈키입니다. 지난번에 식용 수소식품을 보내주셔서 대단히 감사합니다. 답장이 늦어 죄송합니다. 덕분에 몸 상태가 아주 좋아져 일상적인 집안일도 별 어려움 없이 할 수 있게 되었습니다.

식용 수소의 힘은 정말 불가사의합니다. 무거운 돌을 얹어놓은 것 같았던 몸이 가벼워졌습니다. 저희 모녀에게 더할 나위 없이 소중한 식용 수소식품을 보내주시고 생명을 구해주셔서 감사한 마음을 전하고 싶습니다.

제 딸은 방사선 장해로 망막박리 수술 예정이었는데, 식용 수소 양을 늘려 섭취한 것이 좋은 결과를 가져와(그것 외에는 생각할 수 없습니다) 망막의 구멍이 나있던 곳이 자연스럽게 막히고, 벗겨져 있던 망막이 깨끗하게 원래대로 돌아오고 물기도 없어져, 병원에서는 "기적이 일어났다"고 하였습니다. 수술이 중지되고 퇴원할 수 있었습니다. 망막박리 수술을 전문적으로 하는 병원이었는데 담당 의사는 "왜 좋아졌는지 알 수 없다"고 고개를 갸웃거렸습니다. 이러한 일은 거의 일어나지 않는다고 합니다.

이번에 수술 하더라도 실명 가능성이 높다고 하였기 때문에(의학적으로 설명할 수 없다고 했습니다), 식용 수소 덕분에 딸아이의 눈을 지킬 수 있었습니다. 정말 감사합니다.

『식용 수소와 건강 혁명』을 기대하고 있습니다.

제 체험으로 도움 받는 분이 한 분이라도 계시다면 정말 좋겠습니다. 제 본명과 병원 명을 사실대로 밝히는 것이 책을 읽으시는 분들에게 설득력이 있을 것이라고 생각합니다. 하지만, 죄송하게도 의사선생님으로부터 건강식품을 사용한 자연요법에 대해서 매정한 말을 들은 적이 있습니다.

아이의 병명으로 유치원 입학 때와 초등학교에 입학할 때 주위사람들의 과잉반응으로 쓰라린 경험도 갖고 있습니다.

저의 이름과 병원 명은 밝히지 않고 게재해 주셨으면 합니다.

딸아이의 병은 1만5천 명 중 1명이 걸린다는 희귀 병으로 일부 전문가만 치료가 가능하며, 어쨌든 계속해서 병원에 다녀야 하는 상황이기 때문입니다. 죄송합니다.

신체가 활력을 되찾고, 와카야마 소장님의 따뜻한 마음과 배려를 느끼게 되어 더욱더 식용 수소식품 팬이 되었습니다.

깊은 감사의 뜻을 담아 다시 한 번 감사한 마음을 전합니다.』

2008년 6월
스즈키 ○○○

우리는 매일 많은 환자를 진료하며 그로 인한 스트레스를 받는 의사들에게 성인군자가 되기를 바란다든지 청빈한 생활을 감수해야 한다고 하는 것은 아닙니다.

미사키의 경우도 그러하지만, 우리 자식이나 손자의 생명이 위험한 상황에 처해, 지푸라기라도 잡고 싶은 심정으로 치료와 상담을 하러 옵니다.

환자와 그 가족에게 불안을 느낄 정도의 압박을 준다든지 고민하게 한다든지 괴로움을 느끼게 한다든지 하는 일이 없었으면 합니다.

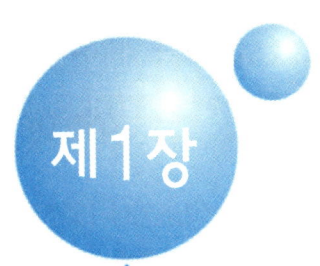

제1장

수소의 시대

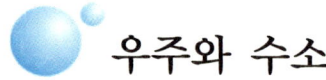 우주와 수소

- 신은 오묘하지만 악의는 없다 - (아인슈타인)

구약성서 창세기 제1장에는 신이 천지를 창조하고 자신과 닮은 인간을 창조했다고 쓰여 있다. 그 때문에 우리들은 신을 인간과 닮았다고 상상하기 쉽다. 신을 인간의 모습과 떼어 생각하고, 위대한 존재(Something Great)라고 했을 때 신이 창조한 이 장대한 우주는 결코 단순한 것이 아니다.

우주는 넓고 깊은 원리로 구축된 장대하고 아름다운 창조물이다.

안타깝게도 인간의 능력, 지적 능력은 아직 불충분하여 이 깊은 원리를 다 설명할 수 없어, 우주와 생명의 실체라고 하는 수수께끼는 아직 풀리지 않고 있다.

'수소'가 이 수수께끼를 푸는 열쇠가 될지도 모르겠다.

우주의 저편에서 거대한 별이 대폭발을 일으키고 그 폭발의 잔해가 가스 상태의 원반이 되어 광대한 우주 공간을 떠다니고 있다. 이 가스 상태 원반의 99%는 수소가스다.

현대물리학에 따르면 우주는 137억 년 전, 뜨거운 '불덩어리'인 빅뱅으로부터 시작되었다고 한다.

아주 작은 입자인 소립자가 빅뱅에 의해 탄생하고 그로부터 양자, 중성자, 전자 등이 만들어져 플러스 전하를 띤 양자와 마이너스 전하를 띤 전자가 하나가 되어 전기적으로 중성 성질인 수소가 되었다고 한다.

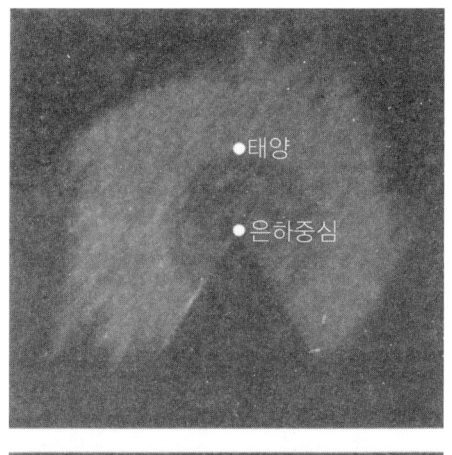

은하계를 위와 옆에서 본 그림. 중심부는 수소분자 가스이고 주변부는 수소원자 가스 분포. (아랫부분이 비어 있는 것은 가스 분포의 데이터가 적기 때문)
(일본 국립천문대 제공)

작은 먼지가 모여 '소혹성'이라고 하는 수많은 천체가 되고 그것들이 진공상태의 우주공간에서 충돌과 합체를 반복하여 지금으로부터 46억 년 전 "생명의 별 지구"가 탄생했다고 한다.

태양은 90%의 수소와 9%의 헬륨으로 구성되었다. 수소의 힘으로 태양이 지구상의 모든 생명체에 빛과 에너지를 제공한다. 수소야말로 생명의 뿌리에 깊게 관여하며 건강 유지와 건강 증진에 커다란 역할을 하고 있다.

수소와 산소가 합쳐져 물이 탄생했다. 드디어 바다가 지구를 덮고 태양계에서 유일하게 물이 있는 혹성이 되어 아주 작은 생명이 태어나기 시작했다.

지구상에 산소가 출현한 것은 지금으로부터 27억 년 전. 산소는 자외선을 받아 시아노박테리아(Cyanobacterium)의 광합성으로 바닷물로부터 생겨났다. 산소대사기능을 가진 미토콘드리아를 세포내로 받아들인 지구상의 생명체들은 물고기와 공룡, 새와 원숭이로 생명의 릴레이를 계속하였고 마지막으로 인간이 등장했다.

산소와 활성산소

 산소는 생체에 아주 중요한 원소이며 에너지대사의 주역이다. 그러나 산소는 활성산소나 자유 래디칼(Free radical)을 생성한다. 활성산소에 전자를 빼앗긴 세포는 산화되어 상처를 입고 노화한다. 전자를 빼앗긴 세포막은 주변의 세포막에서 전자를 빼앗아 산화 연쇄반응이 일어나게 된다.

 그 결과 생명의 설계도인 DNA가 상처를 입어 암이 발생한다든지 기타 생활습관병의 원인이 되기도 한다.

 활성산소는 여러 가지 병에 관여하고 있어 병의 대부분은 산소 때문에 생기는 '자업자득'이라 할 수 있다.

 체내의 모든 생명현상은 전자의 흐름이 만들어내는 화학반응이다. 영양소는 소화·흡수되어 혈당이 되고, 세포내 미토콘드리아에서 산소와 결합하여 연소한다. 혈당은 타서 체온과 에너지 물질인 ATP(아데노신3인산)로 변한다. 이때 사용되는 산소의 약 2%가 활성산소로 바뀐다고 한다.

 활성산소는 에너지대사 과정에서 생겨나는 것뿐만 아니

라 다음과 같은 경우에도 발생한다.

백혈구에 포함되어 있는 호중구나 탐식세포(=대식세포)인 매크로파지(Macrophage)가 몸속에 침투해 온 이물질이나 박테리아 등의 세포를 없앨 때, 심리적으로 강한 스트레스나 쇼크를 받았을 때, 몸속에 염증이 있을 때, 혈액이 일시적으로 멈췄다가 다시 흐르기 시작한 허혈(虛血)과 재관류(再灌流)반응을 보일 때, 태양광선을 받았을 때, 방사선을 쏘였을 때, 전자레인지·텔레비전·컴퓨터 등에서 나오는 전자파에 노출 되었을 때, 식품첨가물·보존료·농약 등 화학물질이 몸속으로 들어왔을 때, 격렬한 운동을 했을 때, 약물을 섭취했을 때 등등.

스트레스가 자율신경의 메커니즘을 통해 체내에서 활성산소를 만들어 낸다는 것은 잘 알려져 있다. 수소는 여러 가지 종류의 활성산소 중에서도 가장 산화력이 강하여 세포막이나 세포 핵, 미토콘드리아 DNA를 손상 시키는 작용을 하는 하이드록실 래디칼(Hydroxyl radical)을 선택적으로 제거한다는 것이 밝혀졌다.

과다한 활성산소를 중화시키고 제거하여 물로 변하게 하는 것이 식용 수소다.

TIP

4종류의 활성산소

불안정한 전자
●● 전자
● 수소원자

슈퍼 옥사이드 래디칼

영양을 에너지로 바꿀 때 생기는 활성산소. 체내에 가장 많다.

과산화수소

슈퍼 옥사이드 래디칼이 항산화 효소에 의해 분해되는 도중에 발생한다.

일중항산소

자외선으로 인해 피부나 체내에 발생하는 것이 특징. 피부암 등을 일으킨다.

하이드록실 래디칼

산화력이 매우 강하다. 과산화수소가 금속이온과 반응할 때도 발생한다.

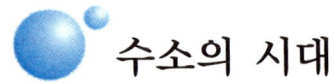 수소의 시대

　수소는 매장량의 한정으로 고갈이 염려되는 화석연료를 대신할 수 있는, 무공해 에너지로서 주목 받고 있다.
　수소는 연료전지, 수소자동차, 우주선 등 차세대 무공해 에너지원이 되는 것뿐만이 아니다.
　몸속에서 이온화하여 인간의 생명활동에 꼭 필요한 활동을 한다. 인체를 구성하는 원소의 63%가 수소이므로 생명의 근원에 수소가 매우 깊이 관여하고 있는 것은 당연하다.
　수소는 세포내 에너지대사를 촉진하고 고 에너지물질인 ATP를 만들어 낼뿐 아니라, 뛰어난 환원력으로 과잉 유해 활성산소의 폐해로부터 신체를 보호해 준다.

　의료현장에서는 약 90%의 질병이 생체조직의 산화 스트레스로 유발된다고 알려져 있다.
　산화 스트레스에 대항하여 생체내의 효소로는 SOD(슈퍼옥사이드 디스무타아제 Superoxide Dismutase), 카탈라아

제(Catalase), 글루타티온 페르옥시다제(Glutathione Peroxidase) 등의 효소가 활동한다. 그러나 나이가 들어감에 따라 효소가 감소하여 유해 활성산소에 대항할 수 없게 되고, 세포는 산화되어 노화나 질병으로 나타난다. 효소를 보충하기 위해서는 환원물질인 비타민류, 카테킨(Catechin), 폴리페놀(Poly-phenol), 리코핀(Lycopene) 등 항산화식품의 섭취가 권장된다.

식용 수소는 가장 뛰어난 항산화물질 즉 환원물질이다. 화학적으로 비교해 보면 비타민류나 리코핀 등 복합분자의 분자량은 수소 원자량의 수 백 배나 된다.

비타민 E의 분자량은 431, 코엔자임 Q10은 863인데 수소(H)의 원자량은 1이다. 복합분자도 수소도 항산화기능을 한다는 것은 같다. 같은 기능을 한다면 분자량이 적은 편이 더 효율적이다.

수소에는 선택적 항산화작용이 있다. 활성산소에는 크게 4종류가 있는데 수소는 활성산소 중에서도 가장 독성이 강한 하이드록실 래디칼($\cdot OH$)에 대해 선택적으로 반응한다.

활성산소는 모두 세포독성으로 여겨지지만 슈퍼 옥사이드 래디칼($O_2^- \cdot$)이나 과산화수소(H_2O_2)는 고 농도에서는 독성을 보이지만 저 농도에서는 생체에 중요한 역할도 병행하고 있다.

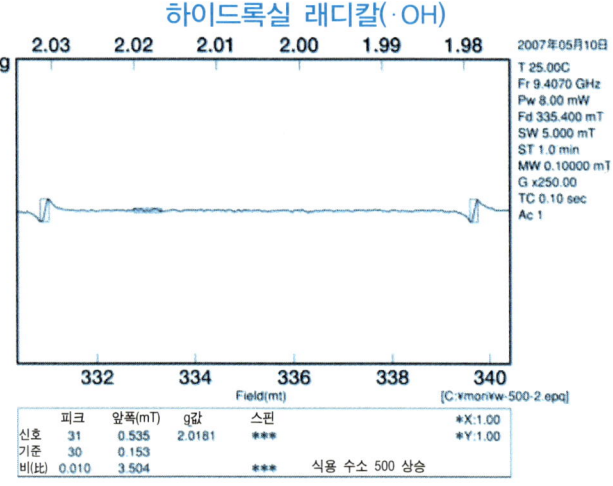

전자스핀공명장치(ESR) 측정.
하이드록실 래디칼(·OH)에 수소는 반응하고 독성을 없앤다(위의 물결모양은 독성을 없앤 증거).

세포에 있어 가장 유해한 하이드록실 래디칼을 선택적으로 제거하는 수소는 가장 이상적인 항산화물질이라 할 수 있다.

식용 수소의 매력은 단순히 항산화작용을 하는 것뿐만이 아니다.

1. 운동을 하면 유산(乳酸)이 생성되는데 수소를 섭취한 그룹과 그렇지 아니한 그룹을 비교했더니 수소 섭취 그룹의 유산 소비 속도가 증가했다.

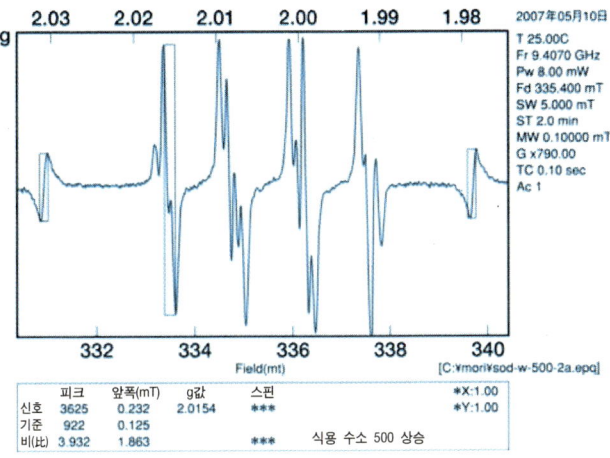

전자스핀공명장치(ESR) 측정.
슈퍼 옥사이드 래디칼($O_2^-\cdot$)에는 영향을 미치지 않는다(위의 물결모양은 변화하지 않은 상태).

2. 섭취 후 30분 이내에 손가락 끝이 따뜻해지는 현상도 나타났다.

위 현상은 말초혈액순환의 촉진, TCA 회로(구연산 회로)의 활성화를 시사하고 있다.

수소에는 미지의 힘이 잠재되어 있는데 수소 연구는 이제 걸음마 단계이다. 많은 질병에 활성산소가 관여된다면 많은 질환을 식용 수소로 미연에 방지할 가능성이 있다. 수소의 임상적 유효성에 관한 연구는 이제 시작단계일 뿐이다. 앞으로 In vivo(생체실험, 동물실험), In vitro(시험관 실험)에서 통합의료 현장을 담당하는 선생님들과 협력하여 다각적으로 연구하여 식용 수소의 효과에 대한 증거들을 구축해 나갈 필요가 있다.

"구글(Google)이 일본을 파괴한다."의 저자 다케우치 가즈마사(竹內一正) 씨는 다음과 같이 쓰고 있다.

'새로운 기술이 소개됐을 때 모든 사람이 바로 달려드는 것은 아니다.

이용자는 세 종류로 분류된다. 먼저 "얼리어답터(Early adopter)"라고 불리는 사람들이다. 신기술에 대한 지식욕이 왕성하고 실행력이 뛰어나다. 이 부류는 소수에 불과하다.

다음으로 등장하는 부류가 새로운 기술에 뒤떨어지지 않으려는 다수의 "모방적 사용자들"이다. 얼리어답터에서 "모방적 사용자들"로 바통이 이어지면 보급률은 급격히 높아진다.

그리고 제3의 부류는 필요할 때 다른 사람에게 도움을 받는 "후기 사용자들"(레이트어답터 Late adopter)이다.

이 문장은 수소의 사회적 인지에 대해서도 마찬가지라는 뜻이다.

지금 식용 수소의 시대가 오고 있는데 대다수의 사람은 아직 그것을 깨닫지 못하고 있다.

> **TIP**
>
> ### 활성산소 발생량 추정
>
> (인간이 하루에 호흡하는 호흡량으로부터 발생하는 활성산소의 발생량만을 추정해 보자.)
> - 1회 호흡 시 공기의 양 500CC
> - 1분에 20회 호흡할 경우 1분간 호흡하는 량 10,000cc
> - 1분간 호흡한 산소의 량(공기의 약20%) 2,000cc
>
> ⇨1분간 발생한 활성산소의 량(약2%) 40cc
> ⇨1시간에 발생한 활성산소 발생량(40cc×60분) 2,400cc
> ⇨1일 활성산소 발생량(2,400cc×24시간) 57,600cc
>
> ⇨엄청난 활성산소 발생량(57,600cc)
> ⇨나이가 들면서 활성산소 제거 효소 점차 감소
>   (25세 일 때 100%라면, 40세 일 때 50%, 60세 일 때 10%, 그러면 70세 일 때는?)
> ⇨외부로부터 항산화물질 보충이 꼭 필요하다.
> ⇨지구상에 존재하는 최고의 항산화 물질은 바로 "수소"

수소 에너지

수소는 석유나 천연가스 등의 화석연료와 수소화합물 형태로도 존재하지만, 지구상에서는 그 대부분이 H_2O의 형태로 지표를 덮고 있다.

수소를 제조할 경우, 현재는 석유나 천연가스 등의 탄화수소에서 탄소를 제거하여 수소를 얻든지, 물을 전기 분해하여 만들고 있다. 그러나 그 제조단가가 너무 높기 때문에 아직 널리 보급되지 못하고 있다.

지구 온난화를 막기 위해서는 연소후에 방출되는 유해물질이나 탄산가스를 배출하지 않는 수소를 연료로 사용하는 것이 가장 바람직하다.

물의 열화학분해법에 의한 수소제조 기술은 일본원자력연구소가 개발하고 있는 IS 공정과 도쿄대학이 개발하고 있는 UP-3 공정이 잘 알려져 있다. 전자는 처리온도가 900~1,000도로 많은 열을 필요로 하기 때문에 에너지 효

> TIP

수 소

- 水素(Hydrogen)라고 한다.
- 빛과 냄새와 맛이 없는 기체 원소. 모든 물질 가운데 가장 가벼우며 타기 쉽고 대기와 동식물의 몸에 수많은 화합물의 성분으로 있다. 산화물의 환원, 산수소불꽃에 의한 쇠붙이의 절단 및 용접하는 데와 기구·비행선의 기낭 등에 쓰인다.
- 원소 주기율표 1번인 지구상에 존재하는 가장 가벼운 원소
- 원소기호는 H, 원자 반지름 53 pm(피코미터, 1조분의 1미터)
- 영국의 화학자, 물리학자인 헨리 캐번디시(Henry Cavendish)가 수소를 발견했다.
- 우주의 90%, 태양의 99%는 수소다. 수소 폭탄, 수소 자동차, 수소 배터리 등이 유명하다.

〈수소 폭탄 폭발 장면〉

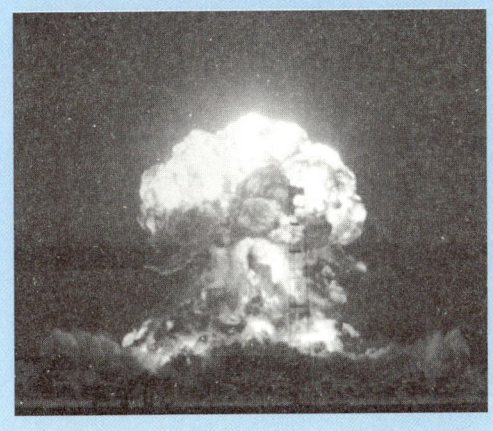

율이 나쁘다. 후자는 처리온도가 700도로 저온이지만 부식성(腐食性)기체를 사용하기 때문에 부식방지 비용이 드는 등 실용화까지는 아직 시간이 더 걸릴 것 같다. 이에 대해 환경기술연구 벤처기업인 (주) 라이브 뉴라는 작은 회사가 일본대학 공학부와 협력하여, 특수 촉매에 의한 열 반응 시스템을 개발하였다. 600~700도라는 저온에서, 간단하며 안전하고 값싸게 물에서 연속적으로 수소를 발생·제조하는 데 세계 최초로 성공했다는 뉴스가 2008년 일본 신문과 텔레비전에 소개된 적이 있다.

클린에너지를 화석연료가 아닌 물에서 값싼 비용으로 얻어낼 수 있는데 성공함으로써 '수소의 시대'가 시작될 가능성이 높아졌다.

이 신기술은 특수 촉매를 이용하여 1리터의 물에서 $1.3m^3$의 수소를 제조하는 것이다. 물을 가열하는데 필요한 에너지의 약 4.23배의 에너지를 얻을 수 있다. 1리터의 물을 700도 전후의 과열수증기로 만드는데 필요한 에너지는 883kcal이다. 그런데 얻을 수 있는 수소의 연소열량은 3,740kcal이기 때문에 그 효율은 4.23배에 이른다. 중유 1리터에서 얻을 수 있는 에너지는 약 10,000kcal이다. 3,740kcal의 연소를 중유에서 얻을 때 2009년 가격으로 25~30엔(일본)이든다. 물 1리터를 처리하여 수소를 얻어내는 비용은 약 20엔이기 때문에, CO_2나 NOx 등을 배출하지 않는 클린에너지임에도 불구하고 이 기술은 가격 면에서도 충분히 중유에 대항할 수 있을 것이다.

투입하는 에너지보다 얻어내는 에너지가 크다!!
에너지 보존 법칙의 반대 개념이기 때문에 이것을 거짓이나 사기라고 학자들은 말할 것이다. 물은 수소 2분자와 산소 1분자의 화합물인데, 그 자체가 에너지를 지니고 있다. 잠재 에너지를 이용하는 것이 이 기술의 특징이다. 원래 수소라고 하는 물질은 많은 H_2O분자가 수소결합으로 이어져서 액체가 되는데, 가열하면 수소결합이 분리되어 기체가 된다. 기체화한 물 분자를 특수한 촉매를 이용하여 저온에서 산소와 수소를 분리시키는데 성공한 것이 이 기술의 핵심이다.

이 신기술은 2년 후를 목표로 상용화를 준비하고 있는데 지구온난화에 대한 마지막 수단으로서 사업화에 많은 기대가 모아지고 있다. 드디어 수소의 시대가 온 것이다.

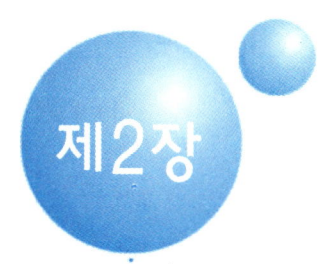

제2장

에너지대사와 수소

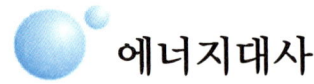 에너지대사

 자동차는 탄소와 수소의 화합물(탄화 수소)을 엔진에서 연소시켜 달린다.
 인간은 음식물에 포함되어 있는 탄소와 수소, 산소의 화합물(탄수화물)을 세포내의 미토콘드리아라고 하는 엔진 속에서 천천히 연소시켜 그 에너지로 생명을 유지하고 있다.
 음식물에 포함되어 있는 당질, 지방질, 단백질 등의 영양소는 위나 장에서 소화·흡수되어 혈당이 되고 모세혈관을 경유하여 세포로 운반된다. 세포내 미토콘드리아 속에서 산

세포와 미토콘드리아의 구조

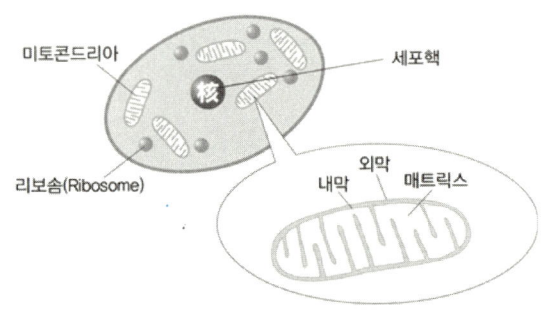

소와 반응하여 체온과 ATP라는 고 에너지물질로 변하는데, 혈당에 포함되어 있던 수소가 분리되어 사용되기 때문에 수소야 말로 에너지대사의 주역이라 할 수 있다.

육류나 어류, 콩류 등의 음식물에 포함되어 있는 단백질도 탄수화물과 같이 위나 장에서 소화 흡수되는데, 간에서 만들어지는 담즙과 췌장의 활동으로 분해되어 아미노산이 된다. 수 만 가지 종류의 단백질은 불과 20여종의 아미노산의 조합으로 만들어진다. 여러 가지 아미노산이 조합되어 펩티드가 되고, 펩티드 분자량이 1만 이상이 된 것을 단백질이라 부른다.

세포의 주성분인 단백질을 만드는 아미노산의 조합은 유전자(DNA)로 결정되어 DNA를 생명의 설계도라고 한다.

구연산 사이클의 화학반응도

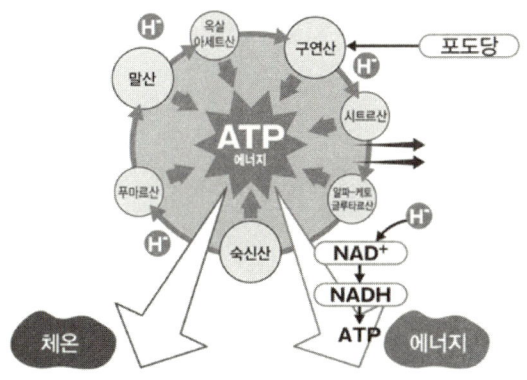

구연산 사이클

세포내 미토콘드리아에서는 혈당(포도당)으로부터 고 에너지물질인 ATP를 만들 때 마이너스 수소이온(H^-)이 꼭 필요하다. 마이너스 수소이온(H^-) 없이는 $NAD^+ + H^- \rightarrow NADH$의 반응도 일어나지 않는다. NADH는 ATP가 세포내에서 생성될 때 촉매로서 역할을 다한다.

마이너스 수소이온(H^-)을 많이 공급하면 NADH의 생산이 촉진되고, 그 결과 고 에너지물질인 ATP가 더 많이 만들어져 세포가 활성화된다. (앞 페이지 그림 참조).

ATP 생성에 전자를 공급한 마이너스 수소이온은 전자를 방출하여 $H^- \rightarrow H$ 로 돌아오고, 미토콘드리아 내의 에너지 대사과정에서 나오는 유해 활성산소와 결합하여 물로 바뀐다. 혈액 속의 과산화지질은 환원되고 활성화되어 혈액순환이 좋아지기 때문에 말초혈관까지 산소와 포도당이 잘 운반될 것이다. 이것이 생명을 지탱하는 구조적 실체이다.

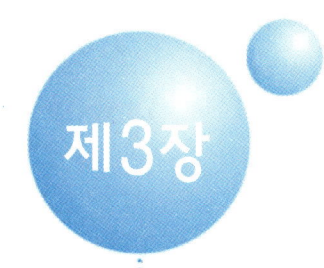

인체의 면역시스템과 수소

 세포

폐, 심장, 간 등 인체의 모든 장기는 물론이고 근육, 혈관, 뼈 그리고 혈액 그 자체도 세포의 집합체다. 세포 하나하나가 에너지를 만들고 에너지를 사용하는 생명의 주역이다. 세포 에너지 ATP는 미토콘드리아 내에서 혈당을 원료로 하고 산소의 힘을 빌려 만들어 지는데, 그 주역은 수소다.

'피로'란 세포 에너지가 떨어진 상태다.

인간의 세포는 60조개 있고 세포에 산소와 영양분을 공급하는 모세혈관의 길이는 약 10만Km라고 한다. 지구둘레의 2바퀴 반에 해당하는 실로 엄청난 길이다.

세포에는 수명이 있다. 세포는 세포분열을 반복하면서 증가하여 25세 전후에 피크에 달한다. 피크에 달할 때까지 필요한 기간의 약 5배가 세포의 수명이라고 알려져 있기 때문에 인간 수명의 상한선은 약 125세로 계산된다.

피크 때의 세포 수는 약 60조개이다. 그러나 우리 몸속에서는 약 1조개의 세포가 매일 새롭게 태어난다.

미토콘드리아의 활동

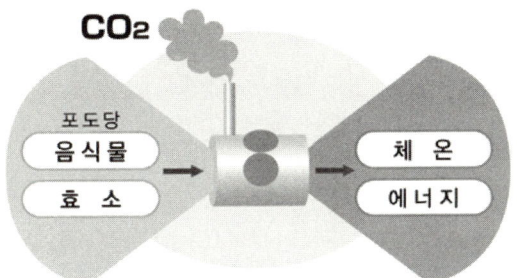

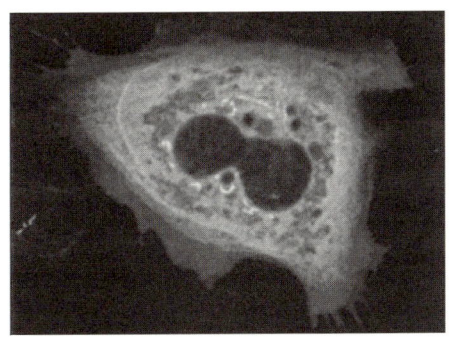

세포내 미토콘드리아

피부 세포는 약 28일 주기이고, 소장이나 대장 등의 소화기 표면의 상피세포는 2~5일 주기, 근육이나 뼈, 인체의 중요한 조직과 적혈구 등의 세포는 3개월 만에 세대교체된다. 뇌신경세포는 거의 일생 동안 지속하는 등, 인체장기에 따라 그 주기가 다르지만, 평균적으로 약2개월 마다 신체는 모두 새로운 세포로 교체된다. 온 몸의 세포가 새롭게 바뀌게 된다. 25세를 넘으면 세포가 매일 10억 개씩 감소하기 때문에 1년간 3,650억 개가 준다. 10년 동안에 3조 6,500억 개가 줄어든다. 이 계산에 따르면 세포 수는 70세에 43조개 정도가 된다.

이것을 축제에서 사용되는 커다란 가마와 그 가마를 메는 사람의 관계와 비교해 보면, 60명의 사람이 지탱하고 있는 가마에서 한 두 사람이 빠져나가게 되면 남은 사람들의 부담이 늘어 가마를 메는 사람들은 더 힘들어 질 것이다. 이것이 바로 '피로'다.

정상적인 세포는 DNA 설계도대로 감소해가는 것이 당연하다. 이에 비해 암세포는 세포를 급격히 증가시켜 주위 세포들의 영양분을 무차별적으로 빼앗아 버린다. 주변에 있는 정상세포는 영양실조 상태가 되고 마침내 죽게 된다. 이것이 세포의 '죽음'이다.

세포가 해마다 감소해 가는 것은 피할 수 없다. 하자만 수소를 공급하여 세포 하나하나의 에너지대사를 촉진시켜 충분한 ATP를 만들어 내는 것은 가능하다. 젊음이란 세포가 활력을 지니고 있다는 것을 의미한다.

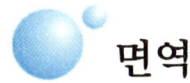
면역

면역이란 자신과 자신이 아닌 것을 구분하는 것이 아니다. 노화세포, 감염세포, 세균, 바이러스 이종단백질에 대한 세포 차원의 소화·흡수·배출·재생 시스템 그 자체이기 때문이다.

병에 걸리지 않는 신체를 만들려면 미토콘드리아의 활동을 촉진하여 신진대사를 활성화시키는 것이다.

현대의학에서는 '이유를 전혀 알 수 없는 면역병'이라는 질병이 있다.

이 질병들은 백혈구로 인해 발생한다고 주장하는 분이 일본 면역병 치료연구회 회장인 니시하라 가츠나리(西原克成) 소장이다.

니시하라 소장은 류머티즘, 베세트병(Behcet's disease) 등의 교원병(Collagen disease), 아토피성 피부염 등의 알레르기 질환을 비롯하여 원인불명으로 완치가 어려운 수많은 난치병 환자를 주로 치료하고 있다.

니시하라 선생님은 '면역력이란 세포 차원의 소화력과 세포의 생명력을 말한다. 모든 면역병은 장내세균이나 바이러스의 세포내 감염병이다. 자기면역질환이란 세균감염으로 발병하는 세포의 신진대사 장해다. 자신의 세포가 오염되는 것이 면역병이다. 이것은 오염된 세포가 백혈구를 공격함으로써 발생 한다'라고 말하고 있다.

 '미토콘드리아 박사'라고 불리는 니시하라 선생님은, 질병은 '세포내 감염증으로 인해 세포내 미토콘드리아가 기능부전이 된 결과 생기는 기능장해'라고 정의하고 있다.

 그리고 '호흡, 음식물 중독, 휴식의 부족, 전자파 등이 직접, 간접적으로 미토콘드리아의 활동을 약화시키고 활력을 빼앗는다. 세균이나 바이러스 등 몸속에 들어온 이물질을 소화시켜 버리는 세포인 과립구(백혈구) 미토콘드리아가 활력을 잃게 되면 면역병의 원인이 된다'라고 말한다.

 세포 1개 중에는 100~3,000개의 미토콘드리아가 있고 이 모두가 고 에너지물질인 ATP를 만들어 세포의 활동을 지탱하고 있다. 수소가 ATP 생성에 깊이 관여하고 있다는 것은 앞에서 설명한 대로다.

세포와 콜레스테롤

지금까지는 총 콜레스테롤 수치가 높은 사람은 낮은 사람에 비해 심근경색이 쉽게 발생하고 사망률이 높다고 알려졌다.

도야마(富山)대학 임상과학 연구소부문 교수인 하마자키 도모히토(浜崎智仁)는 17만 명의 일반 시민을 대상으로 건강상태를 추적·분석한 결과, '콜레스테롤이 높으면 위험'하다라는 것은 잘못된 생각이라고 발표했다. '건강 상식'이 뒤집힌 것이다.

혈액 100㎖ 중 총 콜레스테롤 수치가 160㎎ 이상 200㎎ 미만인 것을 기준으로 하여 이보다 낮은 수치인 사람의 사망률이 남성은 1.6배, 여성은 1.4배였는데, 210㎎이상인 사람의 사망률은 변하지 않았다. 동맥경화를 불러일으키는 것으로 알려진 LDL 콜레스테롤에 대해서도 수치가 낮은 사람들이 오히려 사망률이 높다는 것을 알게 되었다.

이런 조사결과는 지금까지 오랫동안 당연하다고 받아들였던 의학상식을 과학적으로 재점검할 필요가 있다는 것을 시사 한다.

　콜레스테롤은 세포막의 재료가 되기 때문에 콜레스테롤이 너무 적으면 면역세포가 활성화되지 않는다. 그 결과 암이나 폐렴 등이 증가하는 경향이 있다고 생각해 보면 아주 당연한 일이다.
　선입관은 무서운 것이다. 의료라는 과학 분야에서도 고정관념에 사로잡혀 유연한 사고능력을 잃게되면 사실을 직시하는 눈이 흐려진다.

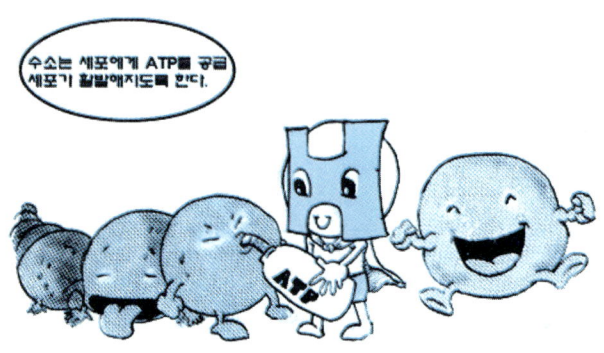

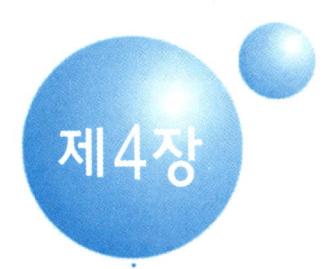

제4장

수소의 항산화력

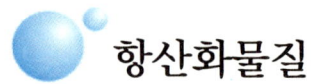# 항산화물질

당뇨병, 뇌경색, 전립선비대, 관절 류머티즘 등 생활습관병에 관여하는 유해 활성산소로부터 몸을 지켜주는 SOD 효소도 나이가 들어감에 따라 점차 감소한다.

이것을 방지하기 위해서는 항산화성분을 포함한 식품이든지 건강기능식품을 섭취할 필요가 있다.

대표적인 항산화물질로는 비타민류, 카테킨, 베타카로틴, 플라보노이드, 폴리페놀 등이 알려져 있는데 이것들은 식물에서 추출된다. 과일, 건과, 종자 등에 포함되어 있는 항산화물질은 분자량이 많은 복합고분자물질들이다. 원자량 1인 수소와 비교하면 분자량이 훨씬 크지만 신체에 전해주는 전자의 수는 단지 1개뿐이다.

대량의 유해 활성산소에 대항하기 위해서는 종래의 항산화물질을 기초로 한 일반건강식품으로는 더 이상 감당할 수가 없다. 그래서 식용 수소가 등장했다.

기적의 물이라고 알려진 프랑스의 "루르드의 샘"에는 마이너스 수소이온이 포함되어 있다고 알려져 있다. 몸에 좋은 물이라고 하는 것은 산화환원전위(ORP)가 마이너스인 물이다.

식용 수소를 흡장(吸藏) 시킨 산호칼슘 분말(식용 수소 흡장 산호칼슘 분말 = 수소 분말)은 다른 항산화제와 비교가 되지 않을 정도로 강력한 환원력을 갖고 있다.

다른 항산화물질의 효과가 일과성으로 끝나 버리는데 비해, 수소 분말은 몸속에서 물과 접촉하여 장시간 지속적으로, 안전하고 안정된 수소를 방출한다.

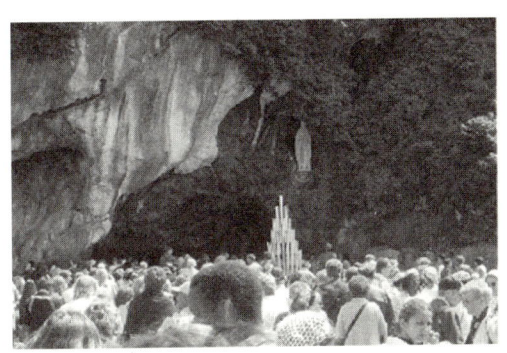

프랑스 루르드의 샘

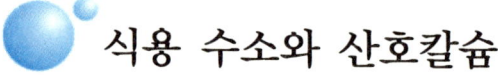
식용 수소와 산호칼슘

대량의 수소원자를 흡수 저장시킨 식용 산호칼슘 분말(= 수소 분말)은 몸속에서 물과 접촉하는 즉시 수소를 지속적으로 방출한다.

칼슘을 다량 섭취하면 결석이 되지 않느냐고 하는 질문을 받는데, 칼슘은 많이 섭취하더라도 혈액 가운데 충분한 칼슘이 있다면 나머지는 흡수되지 않고 그대로 몸 밖으로 배출되어 버린다.

아무리 많이 섭취하더라도 장에서 흡수되지 않으면 몸에 아무런 영향을 주지 않는다.

반대로 혈액 중의 칼슘 이온 농도가 저하하면 부갑상선 호르몬의 활동으로 칼슘을 저장하고 있는 뼈에서 녹여 내서 균형을 잡게 되는데, 칼슘 섭취가 계속 부족하면 골다공증 등이 생긴다.

혈액 중의 칼슘 이온 농도는 일정한 수준을 유지하는 구조로 되어 있기 때문에 혈액 중에 녹아 있지 않은 칼슘은 세포내로 넘쳐흘러 병의 원인이 될 수도 있다.

산호Ca(마이너스 수소이온) 분말 SEM 화면

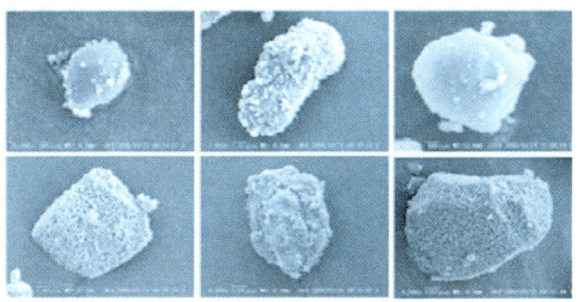

SEM=주사(走査)전자현미경　미와 노부히코(三羽 信比古) 제공
SEM(scanning electron microscope)

수소를 산호칼슘에 넣어 분말화 시킨 것. 수소흡장 산호칼슘은 분말상태에서 직경2,000~8,000nm이고, 구조는 다공질. 구멍의 크기는 53~266nm으로 1평방cm당 3.3~13.6억의 작은 구멍이 있다. 이 작은 구멍에 대량의 수소가 흡장된다.
※ nm = 나노미터 = 10억 분의 1미터

전기 분해 등으로 수소가스를 물에 용해시킨 알칼리 이온수에 포함된 수소의 양은 이론상 1.58ppm 정도이다. 따라서 1리터의 알칼리 이온수를 마신다고 하더라도 1.58mg의 수소밖에 섭취할 수 없다. 우리 몸 60조개의 세포는 수많은 수소 원자를 필요로 한다. 물에 녹인 알칼리 이온수 수소는 일시적이기 때문에 몸속에서 장기간 지속적으로 발생하지는 않는다.

적어도 8시간에서 17시간 이상 계속적으로 수소를 공급할 수 있다는 것이 수소 분말의 가장 큰 특징이다.

> **TIP**
>
> ### 용존 수소량과 수소 보관
>
> - 일반 수돗물의 용존 수소량　　　　　　　　: 0.03ppm(1배)
> - 스틱종류(마그네슘 이용) 최대용존 수소량 : 0.47ppm(15배)
> - 최고급 수소발생기 수소포화수 용존 수소량 : 1.60ppm(53배)
>
> ※ 수온 20℃ 정도에서
> ⇨ 수소를 물로부터 흡수하길 원한다면 수소발생기의 수소포화수(1.60ppm)가 가장 효과적이다.
> ⇨ 수소는 가장 가볍고, 가장 작기 때문에 반드시 알루미늄, 철 등으로 만들어진 용기(병)만을 사용해야 수소 보존이 가능하다.
> ⇨ 플라스틱 계통의 병은 수소 보존이 불가능하다.

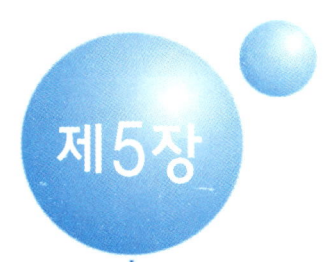

제5장

식용 수소의 활동

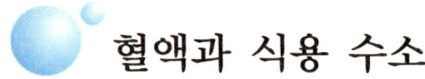# 혈액과 식용 수소

혈액에는 적혈구와 백혈구가 있다. 적혈구는 산소와 노폐물, 탄산가스를 운반한다. 백혈구는 미생물, 항원, 이종단백질, 오래된 세포나 고분자물질 등의 소화·흡수· 대사·운반을 담당한다.

세균이나 바이러스 등 이물질이 몸속에 침투해 왔을 때 백혈구는 이것들을 피하조직에서 소화하여 땀으로 배출시키는 역할을 하는 세포이다.

백혈구의 힘을 지탱해주는 것은 미토콘드리아 속에서 만들어지는 고 에너지물질인 ATP다.

미토콘드리아의 활동을 원활히 하기 위해서는 혈액 순환을 좋게 하여 산소와 영양소(혈당)를 충분히 공급해줘야한다. 체온이 올라가면 백혈구 속의 미토콘드리아가 활성화되고, 고 에너지물질인 ATP를 생산하여 세균이나 바이러스를 퇴치한다. 반대로 체온이 내려가게 되면 백혈구의 면역력이 떨어져 세포로 들어온 세균을 제거하는 능력을 잃게 된다. 오히려 세균을 실어 나르는 역할만 하게 된다. 피부 피하조직 세포에서는 코에 진드기나 꽃가루가 들어오면 발적(염증 등으로 피부 일부분이 붉어짐), 종창, 가려움이 생기게 하는 물질이 만들어져 결국은 아토피성 피부염이 생기게 된다.

인간의 혈액은 건강상태의 바로미터(척도)이다. 담배를 끊지 못하는 사람, 강한 스트레스를 받고 있는 사람, 생리중인 여성 등의 혈액은 활성산소에 의해 산화되어있기 때문에 적혈구들끼리 서로 뭉쳐져서 끈적끈적 해지는 반면, 건강한 사람의 적혈구는 탁구공이 튕기는 것처럼 힘차게 흐른다.

적혈구가 급격히 활성화 되어 혈액의 흐름이 좋아짐.

- 측정자: 구단(九段)클리닉 아베 히로유키(阿部博幸) 박사
- 환　자: 60세 남성
- 측정사진: 수소(400mg) 섭취 전후의 적혈구 상태

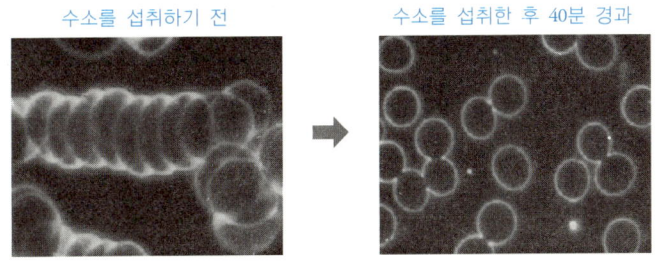

수소를 섭취하기 전
적혈구가 밀집하여 서로 겹쳐져 타원형. 활성산소에 의한 산화의 영향을 받고 있는 상태.

수소를 섭취한 후 40분 경과
적혈구가 깨끗한 원형. 활성산소가 제거되어 적혈구가 본래의 상태로 돌아온 증거.

끈적끈적한 혈액도 식용 수소분말을 섭취하면 혈액이 춤추듯이 활발하게 움직이기 시작하고 혈액순환이 좋아진다.

활성산소에 의해 전자를 빼앗겨 산화된 적혈구의 세포막은 플러스(+) 전기를 띠게 된다. 플러스 전기를 띤 적혈구는 자석과 같은 원리 때문에 철분을 가진 적혈구를 끌어당겨 적혈구는 애벌레 모양처럼 줄줄이 엮인 상태가 된다.

마이너스 수소이온은 전자를 여유분으로 한 개 더 가지고 있기 때문에 활성산소에 의해 산화된 적혈구에 전자를 주고 중성인 상태로 돌아온다. 극성(자성)을 잃은 적혈구는 흩어져서 서로 떨어진다.

독립된 적혈구는 직경 5μ(미크론 = 1백만 분의 1미터)이하의 모세혈관도 통과할 수 있기 때문에 각종 노폐물이나 피로물질들을 세포에서 외부로 잘 배출할 수 있다.

수면과 식용 수소

우리는 인생의 3분의 1가까이를 잠자는데 쓰고 있다.

인간과 동물은 왜 잠을 자는 것일까? 라는 것이 수면에 관한 가장 중요한 의문점이다. 일본 구마모토(熊本)대학 줄기세포(幹細胞)제어분야 교수인 구메 가즈히코(粂 和彦)는 자신의 저서『시간의 분자생물학 ~시계와 수면의 유전자~』(講談社)에서 수면에 대한 연구는 궁극적으로 이 질문에 답하기 위해 연구한다고 했다.

수면은 나이가 들어감에 따라 점점 변해 간다. 개인차가 있고 낮 동안의 활동량이나 몸 상태에 따라 차이가 있다. 수면시간은 나이가 들어감에 따라 점점 짧아져 고령자일수록 아침에 일찍 일어나게 된다. 인간의 몸속에는 생물시계(Biological clock)가 있어 수면에 커다란 영향을 미치고 있다.

생물시계는 아침이 되면 잠기운을 억제하고 햇볕의 자극

으로 재조정된다.

식용 수소분말을 섭취한 사람은 섭취기간의 길고 짧음에 관계없이 대부분 '가뿐하게 일어날 수 있고 상쾌한 아침을 맞이할 수 있다'라고 말한다. 7~8시간 자지 않으면 왠지 수면이 부족한 듯한 느낌이 들었는데 식용 수소를 섭취하고 나서는 4~5시간만으로도 피로감 없이 아침을 상쾌하게 맞이할 수 있다고 한다.

식용 수소로 수면의 질이 변하는 것일까?

뇌의 생리학적 연구는 눈부시게 발전하여 수면에 대해서도 여러 가지를 알게 되었지만, 아직 과학적으로는 알려지지 않은 것이 많은, 미지의 분야중 하나다.

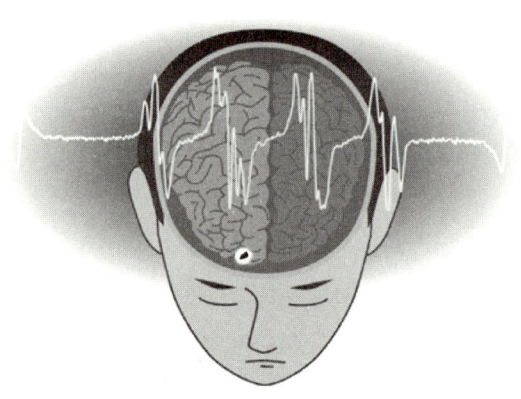

수면에는 렘수면과 비렘수면이 있다. 렘이란 REM(Rapid Eye Movement)이라 쓰고 신속한 안구운동을 말하는 것이다. 자고 있는데 안구가 빠르게 움직이는 수면상태다. 뇌파는 깨어있는 상태와 많이 닮았지만 전신의 힘이 모두 빠진 상태이다. 이에 비해 비렘수면은 뇌가 잠자는 수면이다.

처음에는 제1단계의 비렘수면에 들어가 점차 깊은 단계의 비렘수면으로 들어가고, 다시 한 번 점점 얕아져서 렘수면에 들어가는 수면을 반복한다. 이 사이클은 90분 정도로 하룻밤 사이에 4~5차례 반복된다.

인간의 뇌에 수면이란 무엇일까?

의식을 관장하는 장소를 "각성중추(覺醒中樞)"라고 하고, 수면을 관장하는 장소를 "수면중추"라고 한다.

뇌는 척수 액으로 싸여 있는데, 정상적인 사람의 척수 액 속에는 신경전달 물질 오렉신(Orexine)이 존재하고 있다. 오렉신은 식욕을 높이고 각성도를 높이는 펩티드호르몬이다.

식용 수소는 혈액뇌관문(血液腦關門)이라는 장벽을 통과하여 뇌세포 속으로 들어가 미토콘드리아 속에서 고 에너지 물질인 ATP를 만들어낸다. 세포의 기능을 활성화시킬 수 있다는 것은 도호쿠(東北)공익문화대학 히라마츠 미도리(平

松 緑) 교수가 증명하였다.

식용 수소를 섭취함으로써 신경세포내의 ATP 생산이 촉진되고 힘을 얻은 뇌세포는 의식을 관장하는 각성중추에서 오렉신을 잘 만들게 된다. 결과적으로 식용 수소로 아침에 일어나는 것이 편안하여 상쾌한 아침을 맞이할 수 있다고 생각된다.

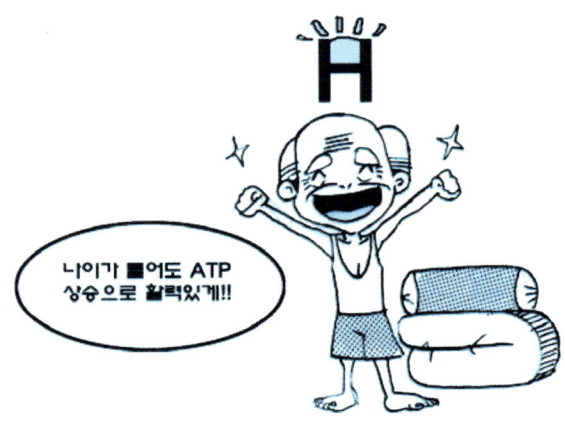

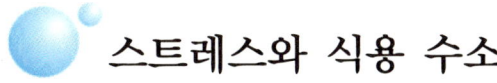# 스트레스와 식용 수소

　스트레스는 눈에 나타난다. 눈은 뇌의 말단기관중 하나로서 교감신경과 부교감신경 등 뇌 중추 제어 정보에 의해 눈의 홍채, 동공의 움직임이 조절되고 있다. 홍채의 동공 반응으로 사람의 스트레스 정도나 사고경향(思考傾向), 행동경향 등 자율신경 균형을 분석할 수도 있다.

　눈의 홍채를 영어로 아이리스(Iris)라고 한다. 플래시 카메라 시스템으로 좌우 홍채의 상태와 동공의 수축 확산 반응을 촬영 분석하여 자율신경의 상태를 알 수 있는 장치를 '아이리스 메타'라고 불린다.

　자율신경계는 뇌 중추에 의해 제어되고 스트레스 정도, 뇌의 활동 등을 반영한다.

　플래시 등 과도한 빛을 받을 때는 눈에 대한 피해를 줄이기 위해 눈동자를 스스로 수축시킨다. 시각기능을 회복하기 위해서는 부교감신경을 이완시키면서 교감신경을 증강시켜 서서히 눈동자를 확대시킨다.

심리 억제상태와 흥미·관심·욕구와 같은 심리 흥분상태는 모두 눈의 홍채와 동공에 나타나기 때문에 아이리스메타를 사용하여 몸전체를 검사하지 않고서도 스트레스 상태를 측정할 수 있다.

스트레스란 고무공을 손가락으로 누르면 공이 찌그러지듯이, 몸이 어떤 자극을 받아 몸에 나타내는 이상 현상 즉 정상이 아닌 상태를 말한다.

스트레스를 주는 자극에는 다음 4가지로 나눌 수 있다.
① 물리적 자극: 고온이나 저온, 방사선이나 소음 등
② 화학적 자극: 효소의 부족, 과잉 약제, 약에 의한 피해, 영양부족
③ 생물적 자극: 병원균 등의 침입에 의한 것
④ 정신적 자극: 트러블(TROUBLE), 고통, 분노, 불안, 긴장 등

스트레스를 일으키는 자극은 먼저 대뇌피질에서 지각되어 전달경로를 통해 몸 상태를 변화시킨다.

카테콜아민(Catecholamine)은 아드레날린, 노르아드레

날린(Noradrenalin), 도파민(Dopamine) 등의 호르몬 물질의 총칭으로 뇌세포, 교감신경, 부신 등에 분포하는 정보전달 물질이다.

아드레날린은 부신(副腎)에서 분비되며, 노르아드레날린은 교감신경의 전달물질이다. 이들은 가슴의 두근거림이나 혈압상승, 발한, 혈당상승, 각성, 혈액응고계의 기능증진 등의 변화로 나타난다.

스트레스 반응에서 코티솔(Cortisol)의 작용은 혈압이나 혈당, 심수축력(心收縮力)의 상승으로 나타난다.

몸과 마음의 균형을 유지하기 위해서는 적당한 스트레스도 필요하지만 스트레스 자극이 만성화되면 코티솔이 만성적으로 정신·면역·내분비의 시스템에 복잡하게 작용을 계속하여, 스트레스를 유지하여, 몸 상태에 큰 영향을 미치게 된다.

식용 수소식품을 섭취한 그룹의 스트레스 정도와 수소식품을 섭취하지 않은 그룹의 스트레스 정도를 측정한 결과, 식용 수소식품을 섭취한 그룹은 단기간에 자율신경의 균형이 회복되어 스트레스가 적어졌다.

이것은 식용 수소가 코티솔을 매개로 하여 자율신경에 간

접적으로 영향을 주어 스트레스를 완화시키는 것이라고 추정된다.

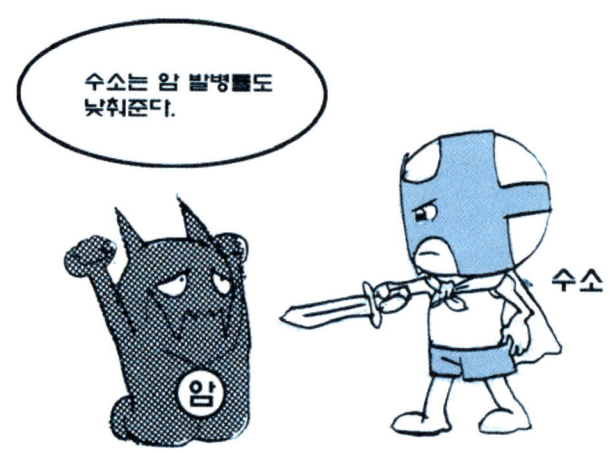

염증과 식용 수소

염증도 활성산소가 원인이다.

세균감염증이나 관절 류머티즘 등의 염증으로 혈액 CRP 수치가 높을수록 대장암에 걸리기 쉽다는 발표가 있었다.

일본 국립암센터와 후생노동성의 연구팀은 11년 반에 걸친 광범위한 추적조사 결과, CRP 수치가 높을수록 대장암이 될 위험도가 높다고 발표했다.

C형 만성간염과 같은 만성적인 염증이 계속되면 간세포가 산화되고 손상을 입어 섬유화 한다. 간 경변이 된 후 10년 내에 70%는 간암이 발생한다.

염증은 면역세포의 수상세포(樹狀細胞)나 매크로퍼지가 이물질을 처리할 때 방출한 과잉 활성산소로 인해 주변의 정상세포까지 영향을 받아 생기는 것이다.

식용 수소라면 과잉 상태의 활성산소를 억제하고 염증을

억제할 수 있을 것이다. CRP 수치를 낮게 억제함으로써 암의 발병을 조금이라도 늦출 가능성이 있다.

※역자주: CRP(C 반응성 단백질, C-Reactive Protein test)는 주로 염증 진단에 사용됨.

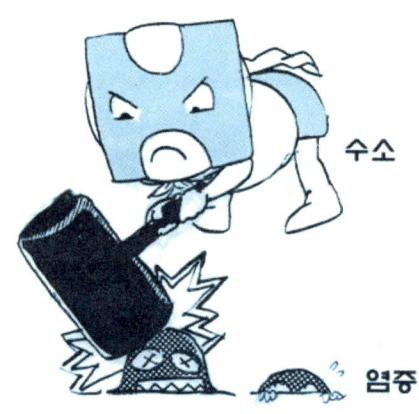

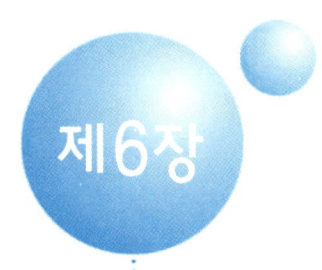

제6장

식용 수소와 의료

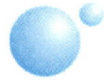 메타볼릭신드롬과 식용 수소

일본에서는 내장지방증후군(메타볼릭신드롬 Metabolic syndrome)을 지표로 하여 2008년 4월부터 특정건강진단·보건 지도(메타볼릭 건강진단)가 시작되었다.

혈액중에 포함된 단백질 CRP 수치(C-Reactive Protein)가 높을수록 대장암이 될 위험성이 높다고 했다. CRP 수치는 감염증이나 심근경색 등 생활습관병 검사에도 자주 사용된다.

일본 오사카 부립(大阪 府立)대학 스즈키 마사히데(鈴木雅英) 교수팀은 40세 이상 약 6만 명을 대상으로 메타볼릭 건강진단의 비만도, 혈압, 혈당, 지방질과 CRP 수치와의 관계에 대해 조사를 실시했다.

CRP 수치가 높을수록 뚱뚱한 사람이든지, 마른 사람이든지 관계없이 심근경색 등의 생활습관병에 걸릴 위험성이 높다는 것을 검증했다.

이 조사에 따르면 메타볼릭 건강검진은 비만도를 중심으로 생활습관병 개선지도를 하기 보다는, 혈액검사로 측정할 수 있는 CRP 수치 '0.2mg/dℓ'을 기준으로 하여 생활습관병이 될 위험성을 알아내는 방법이 지표가 될 수 있다는 것을 발표하였다.

 CRP 수치를 식용 수소로 낮게 억제할 수 있다면, 식용 수소야 말로 대장암 등 감염증뿐 아니라 메타볼릭신드롬에 대한 매우 효과적인 도구가 될 가능성이 있다.

 앞으로 대규모 임상연구로 내장지방에 대한 식용 수소의 유효성이 증명될 것이다.

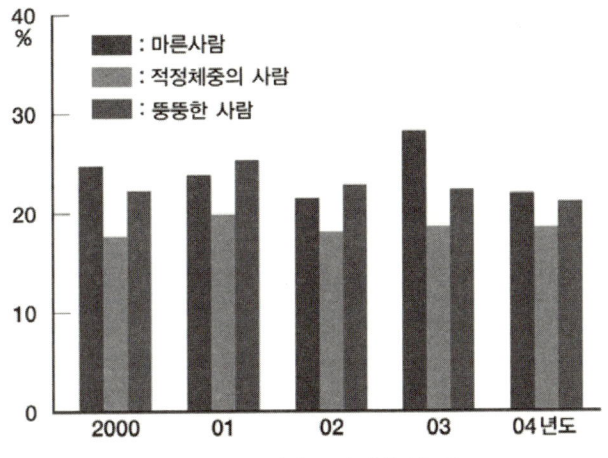

(남성의 경우. 오사카 부립 대학 연구팀)

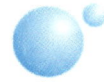 # 통합의료와 식용 수소

일본통합의료학회 이사장이며 도쿄대학 명예교수인 아츠미 가즈히코(渥美和彦)는 평생학습건강강좌 중에 통합의료에 대해 다음과 같이 말한다.

『통합의료(Integrative Medicine)는 미국의 국제위생연구소가 국민의 대부분이 대체의료나 전통의료에 너무나 많이 치중되어 있는 사실에 놀라 국민의 요망에 따른 의료의 필요성을 통감하여 연구하고 추진해 온 것이다. 그 골자는 다음의 3가지이다.

1) 의료의 현실 상황에서 환자가 다양한 선택을 손쉽게 할 수 있을 것
2) 비싸져만 가는 의료비를 삭감할 것
3) 병에 걸린 다음에 치료하는 것이 아니라 병에 걸리지 않게 할 것

고령화 사회에서 통합의료는 예방의학으로서 그 역할이

크고, 그 도입이 세계 각국의 급선무가 되었다. 통합의료에 들어가는 대체의료나 전통의료는 하나같이 손 기술이나 문진, 유기농 식사요법, 건강기능식품의 활용 등 고액의료와는 정반대인 방법이 많아 의료비 삭감에 공헌하는 것으로 밝혀졌다.

전 세계를 둘러보면 미국에서는 NIH(National Institutes of Health, 국립 보건원)에 의해 수많은 대체의료나 전통의료가 '효과적'이라는 것을 인정받아 민간 보험회사에서도 적극적으로 의료보험을 적용하도록 하였다. 영국에서도 동종요법(Homeopathy) 등의 전통의료가 정식 의료의 범주에 들어갔고, 독일에서는 대학부속병원에 '통합의료센터'가 개설되어 있으며 스웨덴, 노르웨이, 핀란드 등에서도 활발하게 연구 활동이 이루어지고 있다. 또한 호주나 중동 두바이에서도 통합의료에 대한 관심이 높아 통합의료의 흐름은 그야말로 세계적인 경향이다』라고.

일본은 세계에 자랑할 만한 국민개보험제도(國民皆保險制度, 한국의 건강보험제도)가 있는데도 제대로 운용하지 못하고 있다. 국민들의 급격한 고령화로 재정 부담이 증가하여 의료 현장은 혼란을 거듭하고 있다. 그런 의미에서 일본이야 말로 통합의료의 도입이 꼭 필요하다고 할 수 있다.

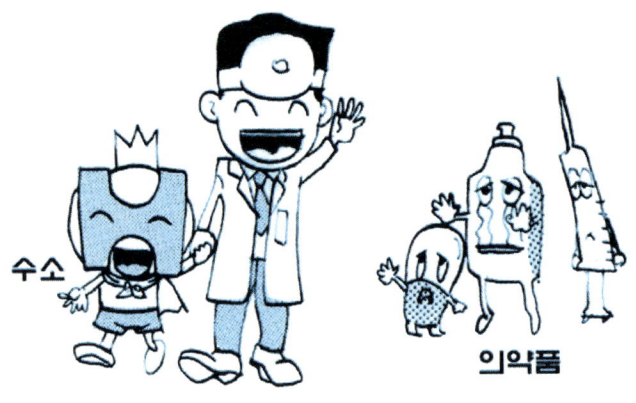

 기적의 물로 유명한 프랑스의 '루르드의 샘'에는 매년 수백만 명의 사람들이 기적을 바라며 방문하고 있다. 기적이 일어날 기회는 매우 희박하고 그 확률은 수만 분의 일 이하라고 한다. 하지만, 여러 가지 질병으로 고통 받는 수많은 환자들은 수소가 포함되었다고 하는 '루르드의 샘'에 커다란 희망을 걸고 있다.

 이 책에서 이야기해 온 수소의 생체에 대한 효과적인 작용과 더불어 더 많은 임상연구를 진행하여 그 의료적 유효성에 대한 검증이 진행된다면, 식용 수소야말로 진정한 통합의료의 주역에 어울릴 것으로 확신한다.

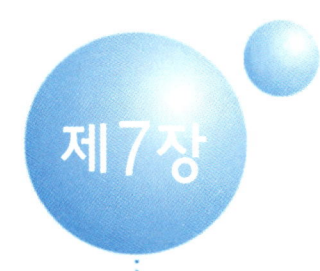

제7장

식용 수소의 의료적 유효성

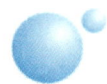
식용 수소의 의료적 유효성

　식용 수소가 사염화탄소(四鹽化炭素)에 의한 간장 장해를 억제하는 효과가 있다는 것은 중국 다롄(大連)의과대학교의 중일합작 의약과학연구소에서 실증되었다. 실험용 쥐를 사용한 각종 항산화제(비타민C, 비타민E, 피그노제놀, 식용 수소)의 간염 억제 효과를 MDA(말론디알데히드 Malondi-aldehyde: 지방질의 산화로 생성)를 지표로 실험한 결과, 식용 수소가 가장 MDA 생성 억제효과가 높은 것으로 밝혀졌다.

　일본 도호쿠 공익문과대학 대학원의 히라마츠 미도리 교수와 일본약과대학교의 마츠모토 히토시(松本 仁) 교수는 실험용 쥐를 이용해, 급성간염과 뇌 안의 과산화지질 생성에 관한 수소의 효과를 조사, 활성산소인 자유 래디칼이 노화나 암, 치매 등에 관여한다는 사실을 증명하였다.

　수소가 혈액뇌관문을 통과하여 뇌 안으로 들어가 철 이온과 아스코르브산(Ascorbic acid)에 의해 발생하는 활성산소를 없애고 과산화지질의 생성을 억제한다는 것을 밝혀냈다. 이에 따라 수소는 활성산소에 의한 뇌질환(치매 등)을 예방할 가능성이 있다.

암, 뇌의 노화, 심장혈관 질환 등을 예방하기 위해 지금까지는 수소수의 용존(溶存) 수소농도를 높이면 된다고 생각해왔다. 하지만 수소가스를 물에 용해시킨 경우는 수소 활동이 일시적이기 때문에 수소가스를 끊임없이 공급하지 않으면 안 된다. 2007년 5월 8일 일본의과대학교의 오타 시게오(大田成男) 교수팀이 세포와 동물실험으로 증명, 과학잡지인 "네이처 메디슨(Nature medicine)"에 발표했다.

실험 방법은 뇌 혈류를 90분 이상 강제로 멈추게 하여 뇌경색 상태로 만든 실험용 쥐에게 농도 2%의 수소가스를 마시게 해서, 수소가스를 마시지 않은 대조 실험군의 쥐와 뇌 손상 정도를 비교하여 수소의 유효성을 증명한 것이다. 그러나 이 실험에서는 쥐에게 수소가스를 끊임없이 공급하지 않으면 안 되었다. 이렇게 기술적으로 불편한 방법을 해결하기 위해, 일본 히로시마(廣島)대학교 미와 노부히코교수는 식용 수소분말을 사용하여 실험하였다.

그 결과 식용 수소는 자외선·과산화수소에 의한 세포사(細胞死) 방어에 효과가 있다는 사실이 밝혀졌다.

관절 류머티즘과 식용 수소

2008년 6월 7일 일본 도쿄 국제포럼에서 개최된 『일본 항가령(抗加齡)의학회 총회』에서 히로시마대학교 미와 노부히코 교수는 활성산소에 의한 산화 스트레스가 세포에 나쁜 영향을 미쳐 발생한 질병과 노화에 대한 연구를 하였다. 수소분말의 활동을 피부각화세포(Keratosis) 및 만성 관절 류머티즘 환자의 골막세포(滑膜細胞)를 이용한 연구결과이다. 식용 수소에 의한 관절 류머티즘에 대한 예방치료의 임상적 가능성에 관심이 집중되었다.

만성 관절 류머티즘 질환(RA)의 원인은 관절 골막세포의 이상증식이다. 골막세포가 염증성 세포가 되면 부어오르고, 관절 류머티즘의 전형적인 염증이 나타난다. 류머티즘 질환의 증상을 나타내고 있는 골막세포를 배양하면 세포가 이상증식으로 밀집되고, 중층으로 겹쳐 쌓여진 다단층구조(Pile up 상태)가 된다. 세포는 배양하면 암세포를 제외하고 일반적으로 단층이다.

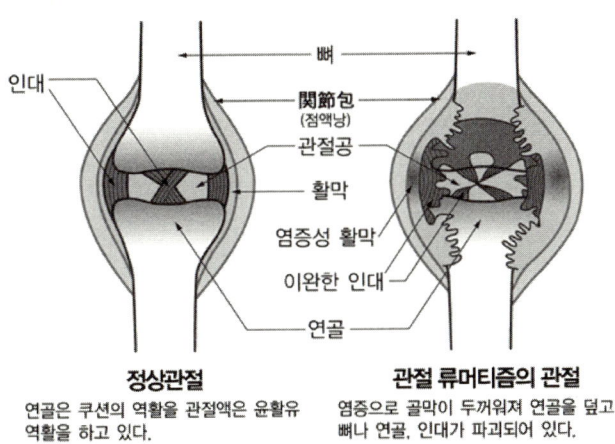

골막세포에 식용 수소분말을 1,000ppm 더하면, 현저한 세포증식 억제 즉, 부기가 가라 않는 것을 볼 수 있고, 세포 중에 작은 구멍(perforations)이 보였다. 식용 수소의 농도를 더욱더 높게 하여 1,500 ~ 2,000ppm으로 하면 작은 구멍의 수가 현저히 늘었다.

일반적으로 세포에 작은 구멍을 만드는 것은 'NK 세포'라는 면역세포이다. 작은 구멍은 세포의 죽음을 의미하기 때문에 식용 수소는 이상 증식한(부러오른) 골막세포를 효과적으로 억제한 것이 된다.

이에 반해 식용 수소를 흡장하고 있지 않은 일반적인 산호칼슘 분말을 2,500ppm 농도로 하여 처리하더라도 골막 세포의 변성은 일어나지 않았다.

이 실험으로 식용 수소의 절대적인 효과가 입증되었지만, 세포의 작은 구멍이 어떠한 작용 메커니즘으로 일어나는지에 대한 것이 해명되지 않아 앞으로 더 연구가 필요하다.

TIP

나노 미터의 세계

1미터	1000밀리미터 = 100센티미터
1밀리미터	1000분의 1미터
1마이크로미터 (미크론)	100만분의 1미터 = 1000나노미터
1나노미터	10억분의 1미터 = 100만분의 1밀리미터

인체세포	6,000 ~ 25,000나노미터
대장균	2,000나노미터
인플루엔자 바이러스	100나노미터
DNA의 폭	2나노미터

※ 옹스트롬(Angstrom, Å)원자의 지름크기 $=10^{-10}$m$=0.1$nm$=100$pm

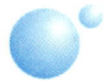 # 식용 수소의 간 조직 예방효과

중국 다롄의과대학교의 중일합작 의약과학 연구소에서 식용 수소분말을 이용한 실험을 하였다. 실험용 쥐의 간 허혈·모델의 간 조직 장해 예방효과에 관한 연구로 경이적인 성과를 발표하였다. 다음은 발표 논문의 개요다.

『생체에서의 허혈·재관류는 조직에 피해를 준다. 허혈 상태에서 혈액의 재관류가 일어나면 주변조직은 활성산소로 인해 큰 피해를 입는다.

일본의과대학교 오타 교수 팀은 수소가스를 마시게 한 실험용 쥐의 경우 뇌동맥 폐색, 재관류 후의 뇌 조직 피해가 수소가스를 마시지 않은 대조군(對照群)에 비해 뇌 조직손상이 현저히 억제되고 널리 사용되는 뇌 조직 보호제(에다라본 EdaRavone)와 비교해보더라도 효과가 좋았다.

수소(수소 분말)를 실험용 쥐에게 투여하고 간의 허혈·재관류 시의 세포에 대한 피해를 검사했다. 결과는 일본의

과대학교 팀과 동일한 데이터를 얻을 수 있었다.

허혈·재관류가 조직에 주는 2가지 피해 중 한 가지는 영양, 산소의 공급 단절로 생기는 장해다. 또 한 가지는 재관류 시에 대량의 활성산소를 발생시켜 생긴 조직의 손상이다.

생활에 있어서도 허혈·재관류는 비교적 많이 발생한다. 예를 들어 비행기의 이코노미클래스 증후군은 오랜 시간 동안 똑같은 자세를 취하고 있음으로써 생기는 질환이다. 정맥이 압박받아 혈류가 막혔을 때, 일어서는 등 자세를 바꾸면 막혀있던 혈관에 발생한 혈전이 폐동맥에서 경색을 일으켜 발생하는 질환이다. 이코노미클래스 증후군은 완전한 허

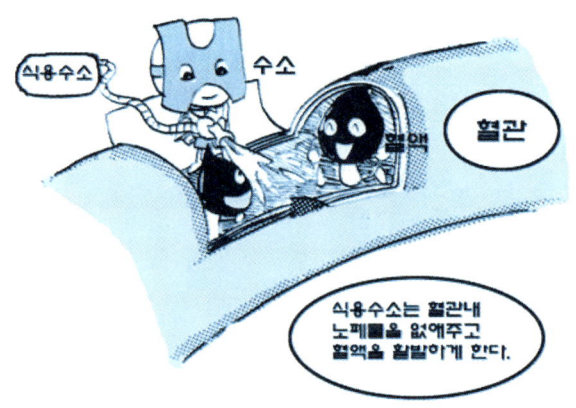

혈상태는 아니지만 혈액순환의 일시적 허혈 상태에서 자세를 변경함으로써 혈류가 증가하는 이른바 허혈·재관류의 일종이다. 이외에도 수술 시에는 일시적인 혈관차단도 자주 이루어지고 있다.

이번 실험은 사전에 식용 수소분말을 투여하고 간에 허혈·재관류가 발생했을 때 조직손상이 현저하게 억제되었다는 것을 밝혔다.

따라서 이코노미클래스 증후군의 우려가 있을 때나 수술 중 혈관차단을 할 경우, 사전에 식용 수소분말을 투여함으로써 조직 손상을 최소한으로 억제할 수 있다고 생각한다. 이미 상품화한 식용 수소를 이용한 이번 연구는 식용 수소를 의료분야에도 응용할 수 있는 가능성을 발견했다고 하는 점에서 흥미롭다. 건강기능식품이나 식품첨가물 등 용도를 넓혀가고 있는 식용 수소분말을 예방의학 분야에서도 크게 응용되기를 기대한다.』

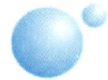 # 식용 수소의 발암억제 효과

식용 수소는 발암성이 의심되는 물질로 알려진 아크릴아미드(Acrylamide)에 의한 DNA 손상을 억제하는 효과가 있다고 2008년 3월에 열린 일본 약학회 제128연차회의에서 발표되었다.

감자나 고구마와 같은 탄수화물이 많이 포함된 식품을 높은 온도의 기름에서 굽는다든지 튀긴다든지 하면, 이들 성분 중 아스파라긴(Asparagine)과 당류가 메일 라드 반응(Maillard reaction, 갈색화)을 일으켜 아크릴아미드를 만들어 낸다는 사실이 2002년 스웨덴에서 발표되었다.

아크릴아미드는 신경 독성, 간 독성 외에 최근에는 발암성이 크게 의심되는 물질이다. 산호칼슘에 수소를 흡장 시킨 식용 수소분말에는 항산화작용과 세포에 대한 에너지대사 촉진작용이 있다고 알려져 있다.

중국 다렌의과대학교의 중래복(仲來福)교수와 일본약과대학교의 마츠모토 히토시 교수는 식용 수소분말로 전 처리하고 거기에 아크릴아미드로 재처리한 세포 DNA가, 식용 수소분말로 전 처리하지 않았던 세포 DNA와 비교했을 때, DNA 사슬파열(쇄단렬, 鎖斷裂)의 영향이 적다는 사실을 증명하였다.

실험 결과, 식용 수소분말은 발암 유발 가능성이 지적되는 감자튀김 등 고온 전분에 포함되어있는 아크릴아미드의 DNA 손상작용을 억제한다는 사실이 밝혀졌다. 감자튀김을 아주 좋아하는 사람들 특히 어린이들에게는 반갑고 중요한 뉴스라고 할 수 있다.

코 알레르기 억제효과

일본 메지로(目白)대학교 교수이자 소아의료 센터 이비인후과 부장으로 오랫동안 임상활동을 해온 사카다 히데아키(坂田英明)는, 식용 수소와 비단 풀(이기스) 해초를 혼합하여 난치성 코 알레르기 및 혈관 연동성 비염환자에게 스프레이로 코 점막에 분사해 보았다. 그 결과 혈관연동성 비염에는 효과가 없었지만, 코 알레르기에는 효과가 있었다고 자신의 책『수소와 의료』(나나북스)에서 발표했다.

코 알레르기가 있는 30명의 환자에게 실시한 결과, 유효 이상의 결과를 얻은 경우가 75%였다. 이러한 효과는 코 점막의 보습작용, 코 점막의 보호 작용, 염증에 대한 활성산소의 소거, 에너지대사의 촉진 등을 들고 있다. 즉효성도 눈부실 정도였다고 한다.

분무 전후(10분)의 코 점막 조직변화 사진(다음 페이지 참조)에서는 염증세포의 확실한 감소를 볼 수 있었다.

꽃가루 알레르기는 일본에서 국민병이라고 일컬어지는 질환이다. 식용 수소와 해초를 배합한 제품이 만들어진다면 알레르기 치료분야에서 큰 기대를 할 수도 있을 것이다.

분무 전

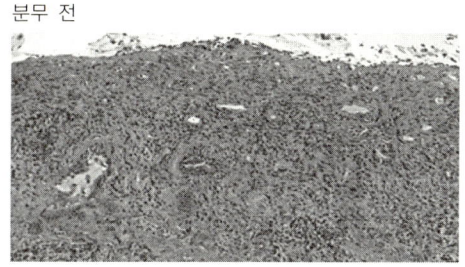
알레르기에 의한 염증상태

10분 후

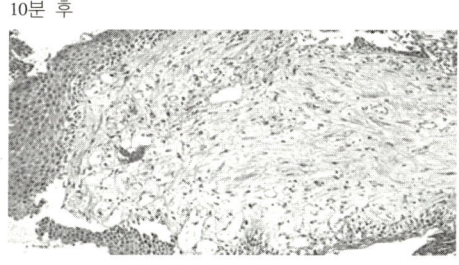
염증상태가 크게 줄어듬

알레르기를 일으킨 코 점막의 조직에 착색한 사진. 스프레이(식용 수소와 해초를 혼합한)를 분무하기 전에는 알레르기에 의한 염증상태였다. 하지만 분무 후 10분이 경과했을 때는 염증상태가 눈에 띄게 줄었다.

사카다 히데아키(坂田英明) 박사

1988년 사이타마 의과대학교 졸업 의학박사. 2005년 사이타마 현립 소아의료센터 이비인후과 부부장. 메지로 대학교 보건의료학부 교수. 전문분야는 난청, 현기증, 수면 시 무호흡증후군의 진단학, 치료, 소아이비인과학, 주요저서로 『위험해! 아이들의 코골이』, 『현기증을 고치는 책』, 『차멀미를 고치는 책』, 『난청에 효과 있는 CD북』 등

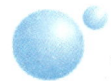 # 수소는 통증 경감의 특효약

『수소와 의료연구회』원장을 맡고 있는 일본 사가현(佐賀縣)의 Y. H. C. 야야마 토시히코(矢山利彦)는 통증경감에 관한 임상연구를 하였다.

『식용 수소분말을 배합한 타블렛(Tablet: 작고 납작한 판)을 피부표면에 사용하여 H⁻에 의한 통증 경감효과를 확인했는데 큰 효과에 놀랐다.』

타블렛의 중심에 둥근 구멍을 뚫어 그곳에 식용 수소를 넣는다. 물은 염소가 들어가 있지 않은 물 5㎖에 구연산 1g 을 넣은 것(즉 20%의 구연산 물)을 사용했다. 구연산 작용으로 식용 수소분말이 녹아 수소이온H⁻가 급속하게 발생한다.

지금까지의 임상실험 결과는 다음과 같다.
◎ 류머티즘 관절통: 9명(관절부위 19군데)
  통증의 정도: 전원 10 → 0~1로 현저하게 감소
  효과: 5~10분 이내

◎ 요통: 5명

통증의 정도: 10 → 0~1
◎ 꽃가루 알레르기: 12명

코 막힘과 콧물이 전원 현저히 감소
◎ 감기: 3명(폐에 붙여 현저한 효과)
◎ 전신피로감: 1명(부신(副腎)과 흉선 부위에 붙여 현저한 효과)

TIP

산화환원전위

- 酸化還元電位(Oxidation-Reduction Potential, ORP)라고 한다.
- 어떤 물질이 산화되거나 환원되려는 경향의 세기를 나타내는 것으로 mV(밀리볼트)로 표시한다.
- 인체의 위장에서는 +150mV, ph < 3.0
- 인체의 십이지장에서는 -50mV, ph 6.0~7.0
- 대장(초입)에서는 -150mV, ph 7.5
- 맹장부근에서는 -200mV, ph 6.8~7.3
- 직장~항문에서는 -250mV
- 일반적인 수돗물은 +400mV, ph 7.0
- 시판중인 미네랄워터는 +250mV ~ +400mV, ph 7.0

※ 산화환원전위가 -150mV에서 -250mV 전후 일 때 우리 몸(대장)에서도 영양을 본격적으로 흡수한다.

제로서치라는 파동측정기로 측정하면 ATP의 공명이 현저히 증가한다. 이것은 수소이온의 효과를 생각하면 납득할 수 있다. 피부로부터 수소가 들어가 뇌 안의 모르핀이라고 불리는 엔도르핀 신경전달물질이 분비되어 5~10분 이내에 빠른 진통효과가 나타난다고 생각된다. 체열측정기(Thermograph, 몸 표면의 온도를 측정하여 이를 화면으로 나타내어 진단에 사용하는 방법)로 보면 온도의 상승을 증명할 수 있을 것이다.

『수소 파스』를 만들어 통증으로 고생하는 많은 환자들에게 부작용 없이 통증을 덜어 주고 싶다.

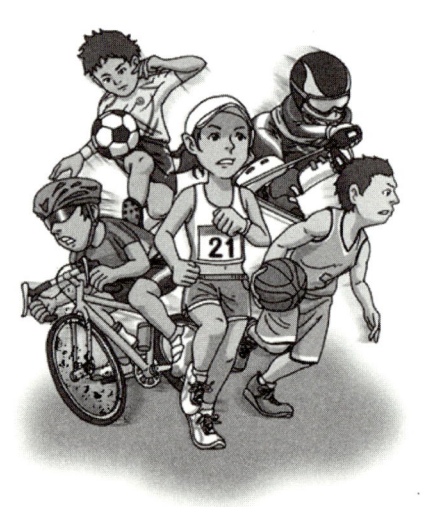

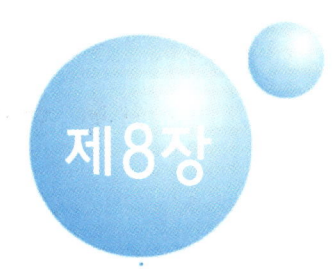

제8장

식용 수소와 스포츠

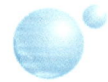 # 식용 수소와 스포츠

운동이나 스포츠는 일반적으로 몸에 좋은 걸로 알고 있지만, 심한 운동을 하면 산소 소비량이 증가하여 대량의 활성산소가 발생한다.

운동 전에 활성산소 대책을 충분히 세워두지 않으면 과다하게 발생한 활성산소때문에 오히려 나쁜 영향을 미치게 될지도 모른다. 과격한 운동을 하는 프로선수는 특히 주의할 필요가 있다.

산소와 영양을 운반하는 혈관이 산화되어 녹슬게 되면 결국 동맥경화가 되고, 근육이 녹슬게 되면 근력저하나 운동능력 저하로 나타나 선수생명을 위협받게 되어 은퇴가 빨라지는 결과를 낳을 수도 있다. 그렇기 때문에 일본 아카사카 안티에이징 클리닉 원장인 모리 요시오미(森 吉臣)는 운동 전후에 식용 수소를 꼭 섭취할 것을 권하고 있다.

식용 수소에는 강력한 활성산소 제거작용 외에도 스포츠

에 있어 중요한 여러 가지 효과가 있다. 과격한 운동으로 웨이트 트레이닝을 1시간 동안 한 경우의 혈중 유산치(피로물질)를 측정해 보았더니, 식용 수소를 섭취한 실험집단에서는 복용하지 않은 실험집단에 비해 혈중 유산치가 1/2에서 1/3로 줄었다.

유산이 쌓이지 않으면 피로가 적은 것을 의미하기 때문에 이것은 모든 스포츠 선수에게 특보가 아닐 수 없다.

그 외에도 식용 수소에는 혈관을 확장시키는 작용이 있다. 이것은 혈관확장 작용이 있는 물질이 증가하기 때문이다. 때문에 산소와 영양이 말초혈관까지 골고루 도달하게 된다. 게다가 과격한 운동으로 소비된 세포내 고 에너지물질인 ATP를 보충하기 위해 식용 수소는 TCA 회로를 활성화시켜 에너지 생산을 촉진한다. 이렇게 식용 수소에는 스포츠 보조식품으로서 여러 가지 효과가 있기 때문에 많이 활용하기 바란다.

모든 스포츠에 있어 운동능력 향상, 피로 감소, 경기 수명 연장 등에 크게 기대할 수 있다.

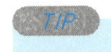

수소 분해 효소

- 수소 분해 효소란 포화 수소 풍부수속에 포함 되어있는 분자 수소(H_2)를 우리 몸에 필요한 원자수소(H)로 분해할 수 있는 효소다.
- 수소 분해 효소 중 Desulfovibrio gigas의 경우는 박테리아의 일종으로, 독일 암스테르담 대학 교수 하퍼(R.P.Happe)의 『생물에 의한 수소의 활성화』(Biological Activation of Hydrogen)논문으로 영국 『Nature』(1997년, 제385권) 잡지에 발표되었다.

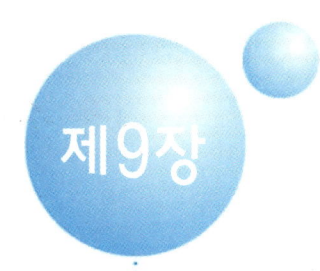

제9장

식용 수소 식품

식용 수소

대학 연구실과 여러 의료기관의 연구결과를 바탕으로 식용 수소분말을 다양한 식품에 배합하면 건강 유지와 건강 증진을 꾀할 수 있을 것이다. 하지만, 맛이 없으면 아무리 건강에 좋다 하더라도 매일 먹기란 쉬운 일이 아니다.

식용 수소는 조리를 하더라도 그 환원력으로 산화를 억제하고, 음식 재료들이 가지고 있는 본래의 맛을 충분히 발휘하게 하는 능력이 있다. 이 사실을 확인하기 위하여 50명을 대상으로 "음식 맛 실험"을 실시하면서, (주) 아지카오리(味香)전략연구소에 의뢰하여 식용 수소를 첨가했을 때 맛의 변화를 미각 센서장치를 이용해 측정하였다.

총 50명의 "음식 맛 실험" 설문조사 결과 약 75%의 대상자가 식용 수소를 첨가한 식품이 더 맛있다고 대답했다. 객관적인 맛 비교 테스트 쪽도 옥수수 수프와 커피 음료에 수소를 첨가했을 때 쓴맛·떫은맛·잡맛이 억제되어 단맛·깊은 맛이 증강되었다.

실제로 수소분말을 영계백숙이나 샤브샤브 요리에 약간 첨가한 것만으로도 요리표면에 떠오르는 거품이 거의 없어졌다.

주부들은 찌개의 거품을 왜 떠서 버리는가? 그 이유는 음식의 영양분이 과산화지질로 변화하여 몸에 좋지 않은 영향을 미치기 때문이다. 즉 식용 수소를 첨가한 요리는 과산화지질로 변화하지 않고 조직이 부드러워 맛이 좋은 것은 당연한 일이다.

일본 라면 전문점들은 200리터 정도의 커다란 찜통에 스프를 하루 종일 비교적 낮은 온도에서 끓인다. 이것은 될 수 있는 대로 산화를 피하기 위해서인데, 그렇게 하더라도 산화는 진행되어 표면에 거품이 떠오를 수밖에 없다. 여기에 아주적은 분량의 수소분말을 넣으면, 거품이 빠르게 사라져 버린다.

식용 수소분말은 모든 조리에 사용할 수 있다. 가정이나 식당에서 맛과 건강을 가져다주는 획기적인 식용 수소 조미료가 될 것을 기대한다.

옥수수 스프를 100으로 했을 때의 맛의 강도
수소분말은 쓴맛·떫은맛을 억제하고 깊은맛과 단맛을 증강시킨다.

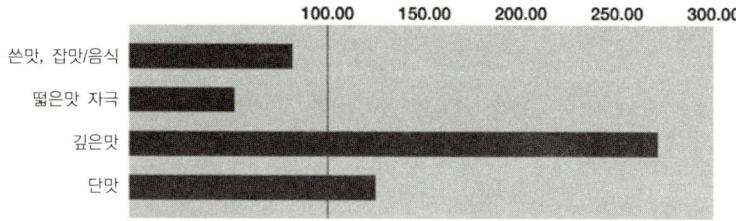

커피음료를 100으로 했을 때의 맛의 강도
수소분말은 쓴맛·떫은맛을 억제하고 깊은맛을 증강시킨다.

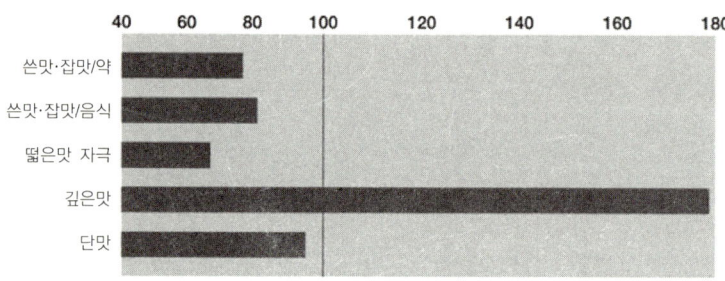

자료제공: 일본 아지카오리전략연구소

수소분말을 넣지 않은 상태에서 미각센서를 이용하여 각 항목을 측정한 수치를 100으로 하고, 수소분말을 첨가한 후의 수치이다. 시험결과 떫은맛을 억제하고 깊은맛을 증강시키고 있다. 특히 옥수수 스프의 깊은맛은 수소 분말을 첨가함으로써 약2.5배나 증강되었다.

수소식품과 pH(페하)의 관계

생명현상은 세포레벨의 화학반응이다.

화학반응이란 물질 간에 전자를 주고받는 것으로 그 반응속도는 온도에 의존하고 있다. 음식물을 조리할 때 가스나 전기 등을 사용하여 가열하는데, 이것은 온도를 올려 산화라는 화학반응을 촉진시키기 위해서다.

철의 산화반응은 상온에서 천천히 진행되기 때문에 우리 눈으로 측정하기가 불가능하지만 섭씨1,000도 이상의 고온에서는 빨갛게 산화해가는 모습을 볼 수 있다. 그러나 인체의 36~37도라는 낮은 온도에서 음식물이 소화 흡수되어 혈당이 되더라도, 세포인 미토콘드리아 속에서 그렇게 간단하게 연소하지 못한다. 여기에 등장하는 것이 바로 '효소'다.

인체를 구성하고 있는 모든 세포의 미토콘드리아 속에서 산화반응이 정상적으로 진행되기 위해서는 효소의 힘을 빌리지 않으면 안 된다. 효소가 잘 활동하기 위해서는 체온이 높아야 하고, 혈액이나 체액이 pH 7.2~7.4정도의 약 알칼리성이어야 한다.

pH란 수소이온 지수로 전자를 잃은 플러스 수소이온(H^+)이 얼마큼 포함되어 있는가를 나타내는 것이다. 이 식은 pH = $-\log 10\ [H^+]$ 로 표시된다. 중성을 나타내는 pH7이란 플러스 수소이온(H^+)의 수가 mol/dℓ의 $1/10^7$ 포함되어 있다는 것을 의미한다. 이것보다 H^+의 수가 많은 것을 산성, 반대로 적은 것을 알칼리성이라고 부른다. 예를 들어 pH3이

TIP

수소이온농도

- 페하(ph, 水素이온濃度, Hydrogen ion concentration)라고 한다.
- 어떤 물질의 산성, 알칼리성의 정도를 나타내는 수치로 수소이온 활용도의 기준이다.
- 용액 1리터에 존재하는 수소이온의 몰(mol) 수를 의미하며, [H^+]로 쓴다. 수소이온이 많아질수록 용액은 산성에 가까워진다.
- 순수한 물일 경우 1기압 25°C에서 수소이온의 농도가 [H^+]=[OH^-]= 10^{-7} mol/dℓ (ph=7)이며 기준이다.
- 산성(6 이하), 알칼리성(8 이상)으로 구분한다.

라는 것은 플러스 수소이온(H^+)이 아보가드로 상수(Avogadro constant)의 $1/10^3$ (=1/1,000) 포함되어 있는 것을 의미하고, pH9 라는 것은 H^+가 $1/10^9$(1/10억) 포함되어 있는 것을 의미한다. 1/1,000이 1/10억 보다 훨씬 큰 숫자이다. 따라서 H^+가 많이 포함되어 있는 pH3이 산성이고, H^+가 적은 pH9는 알칼리성이다.

건강증진을 위해서는 알칼리성 음식물을 섭취하고, 체액을 약 알칼리성으로 하여 효소의 활동을 촉진시키는 것이 바람직하다.

세포의 산화 스트레스를 방지하기 위해서는 전자를 1개 여유분으로 갖고, 높은 환원력과 항산화력이 있는 마이너스 수소이온(H^-)이 배합된 음식물을 섭취하는 것이 세포의 기능을 높이고 면역력을 강화시키는 일이다.

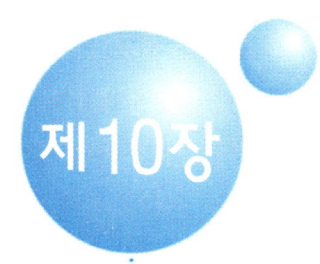

제10장

식용 수소와 어린이

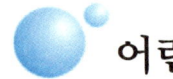 # 어린이는 이세상의 보물

　어린이들의 생활을 보면 학교나 학원에서 따돌림 혹은 인내심이 부족하여 금방 화를 내거나 외톨이 아이들이 급증하고 있다.
　그 원인으로는 균형 잃은 식생활, 환경파괴에 따른 오염, 과도한 세균 방어 등을 들 수 있다. 특히 식생활 영향이 큰 것 같다. 이른바 정크 푸드(햄버거 등), 인스턴트 식품의 섭취가 늘어남으로써 식품 첨가물을 다량 섭취할 수밖에 없게 되었다. 더욱이 농작물의 화학비료나 농약 사용 문제도 무시할 수 없는 상황이다.

　각종 식품첨가물이나 농약은 몸속에서 활성산소를 많이 발생시켜 어린이들의 몸에는 커다란 스트레스가 된다. 스트레스가 쌓인 아이들은 '침착하지 못하고', '불안한' 상태로 '화를 빨리 내고', '은둔형 외톨이' 형태로 나타나 '따돌림'으로 발전하게 된다.

여기에 식용 수소의 역할을 기대해 볼 수 있다. 안정된 마음과 건강한 몸이 되게 함으로써 '아침에 가뿐하게 눈을 뜰 수 있고,' '모든 일에 침착하고,' '집중력이 생기는' 일이 결과적으로 학습능력 향상으로 이어지기를 기대할 수 있다.

돗쿄(獨協, Dokkyo)의과대학 명예교수이자 아카사카 안티에이징 클리닉 원장, 모리 요시오미(의학박사)에게 수소의 임상적 가능성, 특히 많은 아이들이 고통 받고 있는 알레르기성 질환에 대한 수소의 작용 메커니즘에 대해서 물어보았다.

모리 요시오미박사는 '수소와 의료연구회'의 대표이사를 맡고 있다. 다음은 모리박사의 이야기다.

『어린이의 알레르기 발병률은 매년 상승하고 있다. 그 이유로서 식생활의 편식, 대기오염, 지나친 세균 방어 등을 들 수 있다. 인체면역은 피부, 점막, 혈액, 타액 등에 있지만, 장관(腸管)점막에 면역세포가 약 70%나 집중되어 있다.

매일 섭취하는 식품에는 가공 식품, 합성 첨가물 등 소화기능에 적합하지 않는 식품이 많다. 그러한 식품을 너무 많이 먹어 장내의 세균 총(細菌 叢, bacterial flora)의 균형이 깨진다. 비정상적으로 증가한 병원성 장내세균은 독소를 뿌려서 장관의 면역력이나 저항력을 저하시킨다. 더욱이 장관에서의 염증반응은 점막에 상처를 입히고 방어기능을 파괴한다. 그 결과 음식물이 아직 소화하지 않은 상태로 흡수되어 그것이 알레르기 발병의 원인이 된다. 또한 세포성 면역(바이러스나 세균에 대한 면역반응)과 액성면역(알레르기의 면역 응답)의 균형이 액성면역 우위인 상태로 변화한다고 알려졌다. 이러한 결과로 코 점막 알레르기, 소아 천식, 아토피성 피부염 등의 증상이 많아졌다.

인체에서 이물질(항원)은 면역응답에 의해 배출된다. 면역응답이 관대(면역관용, 免疫寬容)한 경우에는 반응이 일어나지 않는다.

어린이 알레르기는 원래 반응하지 않던 꽃가루, 벼룩의 시체, 어떤 특정 단백질 등을 항원으로 인식하는 예민한 면역응답이 있어 일어난다.

수소의 항산화작용과 에너지대사 촉진효과는 알레르기성 질환뿐 아니라 뇌에 대해서도 다음과 같은 효과가 기대된다.

1. 혈액 중의 적혈구를 산화로부터 지키고, 혈액 순환이 잘 되어 뇌조직 혈류량이 증대하여 세포에 포도당·산소를 충분히 공급한다.
2. 뇌의 혈액뇌관문을 통과할 수 있는 수소는 뇌에 대한 산화스트레스를 감소시킨다.

3. 생체에너지의 기본인 ATP(아데노신 3인산)는 뇌세포에 반드시 필요한 물질인데, 이 ATP의 생산촉진에 수소가 큰 작용을 한다.

수소분말을 어린이가 먹기 편하도록 씹는 타입(Chewable type)의 사탕이나 과자에 배합하여 매일 몇 개씩 먹인다면 어린이 알레르기 질환의 개선 및 학습능력 증진, 운동기능 향상, 집중력 향상으로 이어질 것이다.』

일본의 저 출산 고령화 현상은 점점 더 가속화되고 있다. 65세 이상의 고령자가 전체인구의 20%를 차지하고 있는데 비해 15세 미만의 연령층은 불과 13.5%로, 인구 구성은 완전히 역 피라미드 현상이 되어 버렸다. 그만큼 미래의 일본 사회를 짊어질 어린이 한 명 한 명의 중요성이 더 커지고 있다. 생활환경 악화의 상징이라고 할 수 있는 아토피나 알레르기, 꽃가루 알레르기 등의 과민 면역증으로 고통 받는 일 없이 식용 수소의 힘으로 모두가 건강하게 무럭무럭 잘 자라길 바란다.

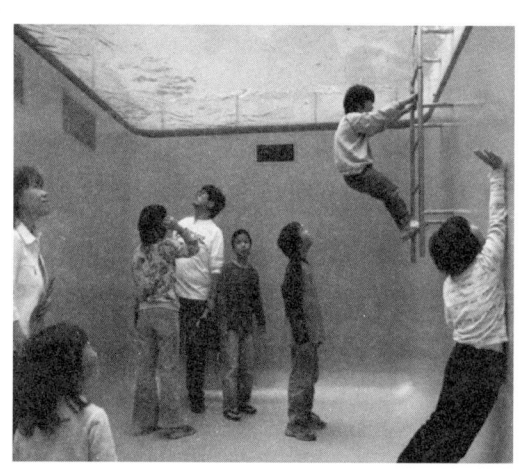

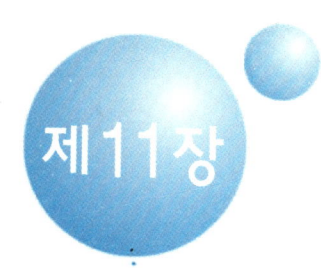

제11장

식용 수소와 환경

수소와 환경

 '바람이 불면 나무통 장수가 돈을 번다(돌고 돌아 의외의 곳에도 영향을 미치는 것)'고 하는 일본 에도 시대의 말이 있지만, '우주개발로 지구환경이 좋아져 사람들이 더 건강해질 것이다'라고도 할 수 있다.

 우주선을 타고 지구에서 화성을 향해 날아가면 왕복하는 것만으로도 4년은 걸린다. 우주비행사들은 우주선내 정해진 공간에서 장기간 체재해야 하기 때문에 우주선내에서 배설물을 처리하고 그것을 음식물 재료로 전환해야만 한다. 새로운 자원순환기술이 없으면 오랜 기간 동안의 우주여행도 불가능하다.

 러시아는 화성에 사람을 보내려는 'MARS 계획'의 일환으로 자연계 생물의 지혜와 습성을 살린 '인섹트(곤충) 테크놀로지'를 개발했다. 특수한 '집파리(무스카 도메스티카: Musca domestica)'를 가축처럼 사육하여 유전자를 변형시키지 않고, 그 잠재능력을 활용한 것이다. '집파리'의 유충이 가지고 있는 특수한 효소로 비행사들의 분뇨를 처리하여 먹는 음식물 재료로 다시 바꾸는 시스템이다.

집파리 유충의 타액에는 강력한 항균효과가 있으며 특수한 효소가 포함되어 있다. 효소 발효로 분뇨를 퇴비화 하는데 보통 3~4개월 걸리던 것을 불과 7일 만에 배설물을 분해·처리한다. 악취가 거의 나지 않는 잘 건조된 양질의 유기비료로 바꾸는 일이 가능하다.

7일간 처리를 마친 이 유충은 성장하여 번데기가 되기 위해 일제히 밖으로 탈출을 시도한다. 이것들을 한군데로 모아 열탕 처리한 후, 분말화 하면 항균성 단백질이 된다. '주 콤포스트(Zoo Compost)'라고 불리는 이 기술을 활용함으로써 1톤의 분뇨에서 약 300kg의 유기비료와 약 100kg의 항균성 단백질을, 탄산가스나 메탄가스를 발생시키지 않고도 얻을 수 있다. <u>각종 축산배설물들을 이와 같이 자원으로 재생시키는 뛰어난 기술이다.</u>

'주 콤포스트'는 축산분뇨 배설물에 포함되어 있는 질소분을 파리의 유충이 흡수하여, 고급 단백질로 변환시키기 때문에 고품질의 유기비료가 만들어진다. 악취의 원인인 암

모니아성 가스의 발생도 적다.

집파리 유충의 소화효소로 분해 처리된 분뇨로 부터 만들어진 비료에는 작물의 병충해 내성을 향상시키는 작용도 있다. 특히 사상균에 대한 생육억제효과가 높다는 사실도 밝혀졌다. 토마토 병균, 양배추 병균, 아스파라거스 줄기 썩히는 병균 그 외에 무우 병균, 오이 병균 등에 대해서도 강한 억제효과가 확인되었다. 무 농약 유기재배의 보급에 꼭 필요한 비료가 될 것이다.

그러나 '주 콤포스트'의 최대 장점은 유충 그 자체가 사료로서 가치가 있다는 것이다. 분뇨처리를 마친 유충은 번데기로 변신하기 위해 스스로 밖으로 기어 나오기 시작한다. 사람이 손으로 모으지 않아도 스스로 처리용 받침 접시에 모이기 때문에 이것을 열탕에 끓이기만 하면 된다.

그대로 분말화해도 닭과 양식 어류의 훌륭한 사료가 된다.

성분을 분석 해 보면 단백질이 53.2%, 지방이 26.9%나 있고 아스파라긴(Asparagine)산, 글루타민(Glutamine)산 등 18 종류의 아미노산이 풍부하게 포함되어 있다. 따라서 성장촉진, 육질향상, 질병 발병률 저하, 양계의 산란율 촉진효과가 높은 획기적인 사료가 될 수 있다.

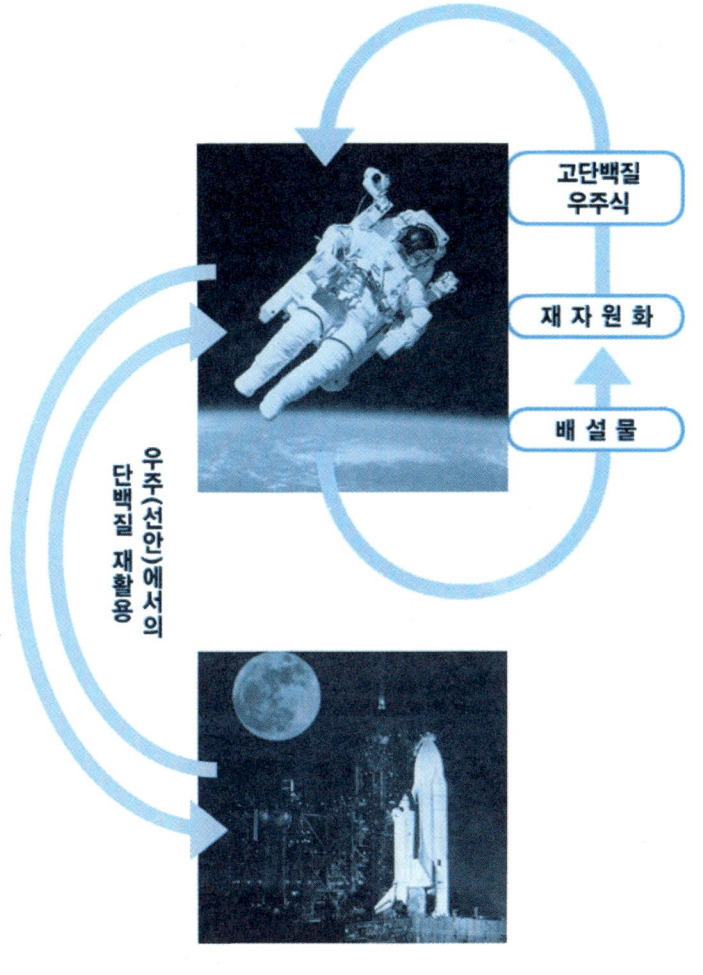

일반적으로 수산 양식이나 가축을 키우는 데는 대두·옥수수나 각종 곡류, 맥주나 소주의 찌꺼기 등을 원료로 하여 새우나 오징어, 생선 분말을 배합한 것을 사료로 주고 있다. 그런데 석유가격의 급등과 곡류의 바이오 연료화 등으로 어류는 물론이고 수입에 의존하는 곡류의 가격도 급등하고 있다. 안정적인 조달 그 자체가 어려워진 지금 원료에 비용이 들지 않고, 국내산으로 생산할 수 있는 동물성 고급 단백질의 경제적 가치는 점점 높아가고 있다.

풍부한 아미노산과 키토산을 주성분으로 하는 분말에는 성장을 촉진하고 육질을 개량하는 기능 외에 건강증진 작용도 한다. 이것들을 돼지, 소, 닭 등의 가축뿐 아니라, 새우·광어·장어 등 어류의 사료에 배합한다면 좋은 사료가 될 것이다.

게다가 식용 수소분말을 배합한다면 항생제를 사용하지 않고 '질병에 걸리지 않는 튼튼한' 가축과 수산 양식이 가능한 획기적인 사료가 될 것이다.

일본 국내의 가축 배설물은 연간 9,000만 톤 이상으로 사람 배설물의 2배 이상이나 된다. 분뇨를 잘 처리만 한다면 방대한 양의 자원으로 변할 수 있다.

'주 콤포스트'기술을 활용하여 가축의 분뇨로부터 3,000만 톤의 양질 유기비료와 900만 톤의 고품질 단백질을 생산할 수 있기 때문에 분뇨는 이제 골칫거리가 아닌 '보물'이 될 것이다.

화학비료나 농약을 사용하지 않고 안심할 수 있는 안전한 유기재배에 꼭 필요한 양질의 유기비료를 공급함과 동시에, 수소분말이 배합된 "트로프스"로 항생물질을 첨가하지 않고도 '질병에 걸리지 않는 튼튼한' 가축을 기를 수 있는 것, 그것이 '주 콤포스트' 기술이다.

TIP

용존 수소량

- DH(Dissolved Hydrogen)라고 한다.
- 용존 수소량이란 물속에 녹아 있는 수소의 양이다.
- 물에 녹을 수 있는 수소의 양은 최대 포화량이 있다.

◉ 용존 수소량 표준   0°C일 경우 2.1ppm,
            100°C일 경우 1.6ppm 정도 이다.

일본의 식량 자급률은 39%까지 떨어졌다. 38만ha(헥타르)나 되는 유휴지, 버려진 경작지를 적극적으로 재활용하여 유기재배를 보급시키는 것이 농업을 다시 살릴 수 있는 방법이다.

식용 수소배합 사료로 항생제 없이 안심하고 안전한 수산양식의 보급을 촉진함으로써 수산업을 다시 살릴 수도 있다.

환경과 음식의 안전과 건강. 이것이 바로 21세기를 살아갈 우리들이 해결해야 할 커다란 과제다.

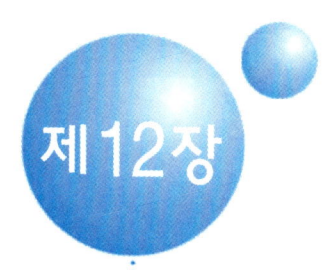

제12장

식용 수소의 효과

케이스별 체험담

[간 경변]

일본 가나가와 현에 살고 NTT의 현역과장으로 근무하고 있는 사이토 아키라(斉藤 昭, 58세)씨로부터 C형 간염에 의한 〈간 경변〉이 개선되었다는 보고가 있었다.

저는 현재 58세로 회사원입니다. 47년 전인 초등학교 5학년 때 교통사고로 대수술을 하여 운 좋게 생명을 건질 수 있었습니다. 그 당시에는 수혈로 C형 간염 바이러스에 감염될 수 있다는 사실이 알려지지 않았기 때문에 대량의 수혈을 받았습니다.

37세 때 온 몸이 나른해 병원에서 진찰을 받아보니 C형 간염 바이러스에 감염되어 있다고 해서, 치료를 위해 인터

페론 주사를 맞아 일시적으로 혈액 검사 수치가 정상치를 보였습니다. 하지만 그 상태는 오래 가지 않았고 완치되지도 않았습니다.

50세를 넘길 무렵에 간 경변이라는 진단을 받았습니다. 이 병은 시간과 함께 증상이 악화되어 간염이나 간성 뇌증(肝性 腦症)으로 사망하는 무서운 병입니다. 저는 이러한 현실을 받아들이기 어려워 괴로운 나날을 보냈습니다. 간에 좋다는 여러 가지 건강보조식품이나 약초 등도 먹어보았습니다. 하지만, 기대했던 효과는 얻을 수 없었고 결국 간 기능이 악화되어 복수가 차게 되었습니다. 복수의 세균 때문에 고열이 주기적으로 저를 괴롭혔고 절망적인 나날을 보내고 있었습니다.

그때 친구가 식용 수소를 흡장하고 있는 산호 칼슘 배합의 건강보조식품을 권해 주었습니다. 수소는 지금까지 몸에 아무런 관계도 없는 것이라고 생각했기 때문에 그다지 기대하지 않았습니다. 그러나 수소를 먹은 직후에 몸이 가벼워지는 듯한 느낌이 들어 뭔가 말로는 할 수 없는 기대감으로 섭취하기 시작했습니다.

수소를 먹기 시작한지 한 달이 지날 무렵부터 복수의 양이 줄고, 복수가 줄면서 바이러스의 양도 줄어들었는지 열이 나는 횟수도 줄고 식사도 제대로 할 수 있게 되었습니다. 현재는 복수가 전혀 없습니다.

이것은 병원에서 치료를 받으면서 식용 수소 보조식품을 섭취한 것이 공헌했다고 생각됩니다. 한때 〈간 경변〉 영향으로 거무죽죽했던 얼굴도 주변사람들로부터 얼굴색이 좋아졌다는 이야기를 들을 정도가 되었습니다.

식용 수소는 나같이 불치병으로 고통 받고, 절망에 빠져 있는 환자들에게 밝은 희망을 가져다주었습니다. '우주로부터 온 선물'이라고 믿으며 진심으로 감사드립니다.

[자율신경 실조증]

니이카타 시에 사는 가토 마사토(加藤正人, 47세)씨는 〈자율신경 실조증(自律神經失調症, Autonomic Imbalance)〉이 식용 수소식품으로 개선되어, 즐거운 나날을 보내고 있다고 보고해 주었다.

2005년 저는 일이 한꺼번에 밀려들어와 잠잘 시간도 쪼개어 일을 했습니다. 나름대로 만족한 생활이었는데 몸에 이상이 나타나기 시작했습니다. 갑자기 심한 현기증과 구토, 두통, 심장 두근거림 특히 심한 목통증까지 이르러 병원에 가 보았더니 "아무데도 나쁜 데가 없다"고 하였습니다.

그러나 통증은 나날이 더해갔고 여러 군데 병원에서 진찰을 받은 결과, 병명은 〈자율신경 실조증〉이었습니다. 그 당시 몸은 최악의 상태로 병원에서 처방해준 약을 복용해도 아무런 효과가 없었습니다.

그때 친구가 권해준 것이 식용 수소분말이 들어간 보조식품이었습니다. 바로 구입하여 먹어보았더니, 약 10분 후에 몸이 따뜻해지고 머리가 가벼워졌습니다. 얼마 지나지 않아 목의 통증도 믿을 수 없을 정도로 좋아졌던 일을 지금도 선명하게 기억합니다.

섭취하기 시작하고 며칠도 안되어 지금까지의 증상이 허물을 벗듯이 사라져가는 느낌이었습니다. 또한 아팠을 때 저는 얼굴빛이 좋지 않았는데 지금은 얼굴 혈색이 좋아졌습니다. 그 증거로 친구들과 만나면 "마치 다른 사람 같구먼!"이라면서 놀랍니다.

섭취하면 즉시 그 효과가 나타나는 식용 수소 분말이 들어간 건강보조식품은 저에게 건강을 유지하고 업무에 전념할 수 있게 해 주는 중요한 파트너입니다. 저와 같은 고통을 겪고 있는 분들께 수소분말이 들어간 건강보조식품을 꼭 권해드리고 싶습니다.

[만성 관절 류머티즘]

일본 이바라기 현에 사는 오다기리 시게키(小田切 繁樹, 50세) 씨는 류머티즘 통증이 많이 좋아졌다고 보고해 주었다.

저는 42세 때 관절 류머티즘이라는 진단을 받았습니다. 병명을 듣고 정말 큰일 났구나 하는 불안감을 느꼈습니다. 그날 이후 몸의 모든 관절 통증과 싸우는 비참한 날이 시작되었습니다. 발목이나 손목·목·손가락·팔꿈치·무릎 등을 마치 바늘로 찌르는 듯한 극심한 통증이 있었습니다. 모든 관절이 동시에 아픈 것이 아니라 하루에 한두 군데 통증이 발생하고, 매일 몸 전체로 이동하였습니다.

특히 추운 날은 통증이 더욱 더 심해져 매년 11월부터 4월까지는 매우 고통스러운 시기였습니다. 물론 병원에도 다니면서 처방약을 복용했기 때문에 통증은 가라앉습니다. 그러나 불쾌한 느낌의 묵직한 통증은 계속 남아 있었습니다. 약 부작용이 걱정되어 4, 5년 지난 후부터 약을 복용하지 않자 통증이 더욱더 심해지면서 온몸에 한기가 들고 구토와 고통을 견디다 호흡곤란에 빠진 적도 있었습니다.
저는 장거리 트럭 운전사였는데 몸을 내 마음대로 움직일 수 없게 되어 직장도 잃게 되었습니다. 운 좋게도 새로운 운송회사에 재취업할 수 있었지만 만족할 만큼 일을 할 수는 없었습니다.

그런 가운데 아는 사람이 식용 수소 분말 건강보조식품을 권해줘서 섭취하기 시작하였습니다. 그랬더니 이틀째부터 변화가 생겼습니다. 바늘로 찌르는 듯했던 통증이 줄어들고, 30~40kg의 물건도 들 수 있게 되었습니다. 지금까지는 관절에 자극을 주지 않기 위해서 트럭에 타고 내릴 때에도 조심했었는데 섭취 4~5일 후에는 운전석에서 뛰어내릴 수도 있게 되었습니다.

한 달 후에는 물이 차있는 것처럼 부풀어 있던 양 손목 관절의 붓기가 빠졌고, 두 달 후에는 관절의 통증이 거의 사라지고, 손가락 관절을 움직여 소리를 낼 수 있을 정도가 되었습니다.

관절 류머티즘은 죽을 때까지 고칠 수 없는 병으로 생각하며 고통 받았던 저에게, 이전에는 상상 할 수도 없었던 일들이 가능하게 해준 현실이 믿기 어려울 정도입니다.

반신반의로 섭취하기 시작했던 식용 수소 건강보조식품이었는데 이렇게까지 좋아져 진심으로 감사한 마음입니다.

수소는 제게 있어 하루도 빼놓을 수 없는 저의 소중한 동반자입니다.

[알코올성 간 경변] [위 궤양] [식도 정맥류]

이바라기 현에 사는 사쿠마 아키라(佐久間 明)씨가 체험을 보고해 주었다.

저는 2007년 8월 11일에 회사에서 피를 토하고 하혈을 하며 쓰러졌습니다. 구급차로 가까운 대학병원에 옮겨져 검사를 받은 결과 ① 알코올성 간 경변, ② 위 궤양, ③ 식도 정맥류라는 진단을 받았습니다.

의식이 몽롱하고 배에는 복수가 차고, 얼굴빛은 흙빛이며, 눈은 풀리고, 출혈과 다리 부종 등 몸은 최악의 상태였습니다. 의사선생님이 제 가족들에게 "위험한 상태이므로 댁에 가시지 말고 지켜보세요"라고 까지 하였습니다.

가족들이 절망하고 있는 가운데 아내는 친구로부터 "수소 분말 보조식품이 몸에 좋다"고 들은 이야기를 생각해 내고 즉시 식용 수소 분말 건강보조식품을 구입하여 내게 먹였습니다. 1캡슐씩 1일 8차례 섭취했습니다. 아내는 이 사실을 의사선생님께는 말씀드리지 않은 모양이었습니다. 말씀 드리면 분명 건강보조식품의 섭취를 그만두라고 화를 내실 것 같았기 때문이라고 했습니다. 하지만 제 몸은 점점 원기를 되찾아 섭취 2일째에는 소변이 대량으로 나오고 눈에 생기가 돌아오는 등 놀라운 일이 일어났습니다. 더욱더 놀라운 일은 입원 4일째에 집중치료실에서 일반실(6인실)로 옮긴 사실입니다.

시간의 경과에 따른 제 상태는
8월16일: 다리의 부종이 없어졌다. 복수가 줄어들었다. 죽으로 식사 시작.
8월17일: 링거 종료. 식용 수소 분말 건강보조식품 복용을 조금씩 늘려감.
9월 3일: 의사의 초음파진단장치(에코 Echo)검사로는 복수가 완전히 사라져서 검사를 실시한 의사선생님도 놀람.

의사선생님의 설명에 따르면 혈소판 수치는 10만 이하는 간 경변으로 간 기능 측정지표의 한가지라고 합니다.

8월11일 긴급 입원했을 때에는 7.6만, 8월12일에는 11.8만, 8월17일에는 13.6만, 8월20일에는 14.1만, 8월27일에는 14.8만으로 점점 회복되어 희망을 주었습니다.

9월7일에는 퇴원할 수 있었고 현재도 건강하게 일을 하면서 매일 충실한 나날을 보내고 있습니다.

한 번 잃을 뻔 했던 생명을 소중히 여기고 사회를 위해 열심히 일하고 싶습니다. 진심으로 감사합니다.

끝으로

 찰리 채플린은 자서전 『젊은 나날』에서 '살아가는 데는 희망과 용기와 약간의 돈이 있으면 된다'라고 하였습니다. 우리는 서로 영향을 주고받는 사회에 살고 있기 때문에 자신이 병에 걸리지 않는 것만으로는 만족할 수 없습니다. 수소의 힘을 빌려 가족과 주변 사람들이 병에 걸리지 않고, 병에 걸리지 않게 함으로써 우리 사회를 다시 살릴 수 있기 때문입니다.

 저 출산 고령화 시대가 가속화되고 있는 일본에서는 65세 이상의 고령자가 인구의 20%나 차지하고 있습니다. 의료비 부담액도 32조 엔을 넘어, 재정 파탄이 걱정되는 지금, 일본 국민 모두가 질병을 모르는 건강한 상태라면 사회가 더욱 더 활성화될 것입니다.
 우리는 다음 세대에게 미래의 지침을 제시할 의무가 있습니다. 종신고용제도가 실질적으로 붕괴된 지금, 회사에 의지하며 안심하고 일에 전념할 수 없게 된 젊은이들이 방황하지 않도록 새로운 시스템과 모델을 확립하기 위해 다시 한 번 열심히 일해야 합니다. 그러기 위해서는 건강이 최우선입니다. 스트레스로 쓰러져 병실에 누워 있을 때가 아닙니다.

우리들의 상상을 뛰어넘는 위대한 존재, Something Great로부터 우리는 일시적으로 생명을 맡아 관리하는데 불과합니다. 인간 생명의 소중함과 존엄함을 우리 후손들에게 전해주는 것이 다음 세대에 대한 우리들의 의무이기도 합니다.

수소의 힘으로 빛나는 태양이, 무한한 빛과 에너지를 아낌없이 우리에게 주듯이, 우리들도『수소의 힘-하이드로젠 칼슘』으로 건강하게 살면서, 주변의 친구와 가족들에게 따스함과 용기를 전하는 존재가 되길 간절히 바랍니다.

저자 와카야마 토시후미

"식용수소와 건강혁명"에 부쳐

돗쿄의과대학 명예교수
아카사카 안티에이징 클리닉 원장
의학박사/모리 요시오미(森 吉臣)

세계에서 가장 먼저 초 고령화 사회에 돌입한 일본은 앞으로 고령자의 건강을 어떻게 지킬 것인지가 커다란 문제가 되었습니다.

고령자의 증가는 암이나 성인병 증가로 이어져 의료비가 증대하고, 그 동안 일본이 세계에 자랑해 왔던 건강보험제도의 기반을 위협하게 될지도 모릅니다. 한편 세계 각국에서도 그리고 일본에서도 안티에이징(노화방지) 의료가 보급되기 시작하며 커다란 인기를 얻고 있습니다.

노화방지의 본래 의미는 자기 회복력이 있는 젊은 몸을 유지하는 것으로, 노화와 질병을 일으키는 위험인자를 제거하는 것입니다. 자신의 연령대에서 최고의 건강을 유지시켜 나가는 것이 그 목표입니다. 그 결과 적극적으로 병을 예방하게 됩니다.

나는 10년 전부터 노화방지의료에 대한 연구와 실천을 했습니다. 마침 그 때는 미국에서 안티에이징 의료가 새로 생겨나기 시작했을 때입니다.

미국에서의 급속한 노화방지 보급 상황을 알게 되면서, 하루라도 빨리 일본에도 예방의학을 보급시키고 싶다는 마음이 점점 더해갔습니다. 나는 정년을 기다리지 않고 대학 교수직을 그만두고, 일본 도쿄에 아카사카 안티에이징 전문 클리닉을 개업하기에 이르렀습니다.

클리닉에서 하고 있는 안티에이징 의료는 먼저 활성산소 대책(레독스, Redox)입니다. 그리고 호르몬 조정, 유해 미네랄 배출(해독), 면역 강화, 내장지방 대책, 스트레스 대책 등입니다. 활성산소 대책을 실시하기 전에, 손가락 끝에서 약간의 혈액을 채취하여 검사하는데, 활성산소의 증가나 항산화력의 저하 등이 있는 경우에 치료대상이 되며, 병원을 찾으시는 분의 약 60%가 이 치료를 필요로 합니다.

항산화력 저하 등을 그대로 방치해두면 완전히 없어지지 않은 활성산소가 여러 장기에 문제를 일으킵니다. 각종 병의 원인이 된다든지, 노화를 급속히 진행시키게 됩니다. 항산화보조식품을 섭취하여 항산화력을 보충하는데, 지금까지는 알파리포산(Alpha Lipoic Acid), 코엔자임 Q10, 적포도주 폴리페놀 등 항산화물질이 발견되어 화제가 되었습니다.

나는 노화방지에 필요한 건강보조식품으로는 식용 수소식품이 최고라고 생각합니다. 그것은 수소가 최강의 항산화제일 뿐만 아니라 분자량이 가장 작기 때문에 흡수가 잘 된다는 것입니다. 몸 속 구석구석까지 도달할 수 있는 뛰어난 건강보조식품이기 때문입니다.

'산소와 물'이란 말을 들으면, 누구든지 살아가는데 가장 기본적이며 가장 중요한 요소라는 이미지를 떠올릴 것입니다.

그러나 최근 수소가 더 중요한 것이라는 사실을 알게 되었기 때문에 앞으로는 『수소와 산소와 물』이라고 해야 할 것입니다. 수소의 중요성에 대하여는 이 책을 읽으면서 확실히 알 게 되었으리라 생각합니다. 좀 더 자세히 알고 싶다면 『수소의 가능성』(양은모 역)을 읽으면 도움이 될 것입니다.

우주에 가장 많이 존재하는 원소는 수소입니다. 우주 가운데 생겨난 지구 그리고 지구의 모든 생물과 무생물에도 수소가 가장 많은 원소라는 것은 당연한 결과라고 생각합니다. 따라서 수소는 인간을 구성하는 원소로서도 가장 중요하고 또한 세포 본래의 기능인 미토콘드리아에서의 에너지 생산에 있어서도 수소는 필수적입니다.

더욱이 호흡한 산소로부터 만들어지는 유해 활성산소의 제거에도 타 항산화물질 이상으로 강력하게 작용합니다. 이미 식용 수소를 섭취한 많은 분들로부터 여러 가지 질병(고혈압, 당뇨병, 관절 류머티즘, 감기, 동맥경화, 암, 비만 등)에 효과가 있었다는 경험담이 쏟아지고 있습니다. 수소는 건강한 사람을 더욱 건강하게 하며 여러 가지 질병을 개선할 가능성이 있다고 생각합니다. 그래서 식용 수소의 효과에 대한 기초적이며 임상의학적인 실험 연구가 꼭 필요한 것입니다.

의사를 중심으로 한 '수소와 의료연구회'가 2007년에 일본에서 발족되었습니다. 대학·연구소·클리닉 의사들이 의학적이고 체계적으로 증명해 나가자고 하는 취지로 시작하여 의학적인 데이터가 조금씩 모아지고 있습니다. 일부는 이 책에 서술되어 있습니다. 좀 더 확실한 연구 성과가 축적

되면 많은 의사들이 의료 현장에서 수소를 처방하게 될 것입니다.

노화방지 의료·노화방지 생활의 결과로 고령이 되더라도 병에 걸리지 않고 노화도 억제되면서 현역에서 은퇴하지 않고 연령에 관계없이 언제까지나 사회와 관련을 맺고 인생을 즐길 수 있을 것입니다. 고령화 사회에서는 60세나 70세도 청년이기 때문입니다.

이 책에는 지금까지 알려진 식용 수소가 갖고 있는 여러 가지 가능성과 효과들을 명쾌하게 해설하고 있습니다. 새로운 기능성 건강식품으로서의 식용 수소에 대해 올바른 지식을 얻어, 자신의 건강을 지키는데 많은 도움이 되었으면 합니다.

[저 자]

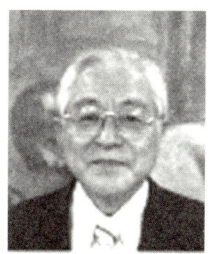

若山 利文(와카야마 토시후미)

1939년 니이카타 현 출생. 도쿄외국어대학교 프랑스어과 졸업. 재일프랑스 대사관 상무부 근무. 1980년 ㈜일본 유로테크 대표이사 취임. 2004년 ㈜ 상떼 코포레이션 대표이사 취임. 현재 ㈜ 수소연구소 소장. "La Medaile de la ville de paris"수상.

저서: 『마이너스 수소이온과 건강혁명』(2005년), 『~마이너스 수소이온과 건강혁명 Part 2 ~ 수소와 생명』(2006년) 등 다수.

[참고문헌]

『이와나미 생리학사전』제5판 (이와나미 서점)
『99.9%는 가설 ~ 자신의 상식으로 판단하지 않기 위한 사고법~』다케우치 가오루(竹內 薫)(光文社)
『구글이 일본을 파괴한다.』다케우치 가즈마사(竹內一正) (PHP)
『시간의 분자생물학 ~ 시계와 수면의 유전자~』구메 가즈히코(粂 和彦)(講談社)
『수소와 의료 ~ 마이너스 수소이온과 건강혁명 Part 3~』(나나북스)
『네이처 메디슨(Nature Medicine) 』전자판(미국 과학지)
『하퍼 Harper・생화학』원서 25판(丸善)

[감 수 자]

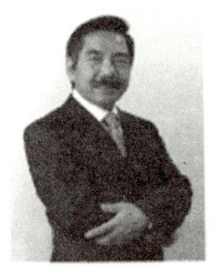

森 吉臣(모리 요시오미), 의학박사

1972년 일본대학교 대학원 의학연구과 수료. 미국 캘리포니아대학교 의학부 부속 병원, 일본대학교 의학부 부속 이타바시(板橋)병원, 돗쿄의과대학교 고시타니(越谷)병원 부원장, 2005년 아카사카 안티에이징 클리닉 개원. 돗쿄의과대학교 명예교수.

저서:『안티에이징의 제1인자가 가르쳐주는 소중한 해독 건강법』,『10살 젊어지는 법/최신 안티에이징을 알 수 있는 책』(2006년)

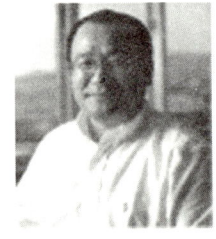

矢山利彦(야야마 토시히코), 의학박사

1980년 규슈대학교 의학부 졸업. 2001년 Y.H.C 야야마 클리닉 개원. 서양의학, 동양의학, 자연요업을 통합한 의료를 실천하여 암, 류머티즘, 아토피, 천식 등의 난치병에 높은 치료효과를 보임.

저서:『기를 살리는 교육』(1998년),『아이우에오 영력 수행』,『류머티스가 이렇게까지 나았다!』(2008년)

[번 역 자]

양은모(梁殷模)

1952년 경기도 김포 대곶면 출생, 숭문중고등학교 졸업, 인하대학교 공과대학 졸업(학사), 한국외국어대학교 경영대학원 졸업(석사), 삼성GROUP, 대림자동차공업㈜(상무이사), ㈜리빙스타(대표이사) 근무

벨류리빙사 대표(현재), 주식회사 멘토티엔씨 고문(현재), 한국식용수소연구소 소장(현재)

국무총리 표창(1999년), 대한민국발명특허대전 은상(2007년) 수상

번역서: 『수소의 가능성』(2009), 『수소와 건강혁명』(원제: 수소와 생명 PartⅡ) 등

번역을 마치면서

수소를 알아가면서 너무도 행복한 나날을 보내고 있다.

50대 중반을 지난 내 친구들을 만날 때면 언제나 화두가 건강이다.

세상에 태어나는 것이 내 선택이 아닌 것 같이, 이 세상을 떠나는 것도 내 마음대로 되지 않기 때문일까?

그런 의미에서 보면 난 참 행복하다. 항상 바쁘게 움직일 수가 있고, 주위에 대화할 사람들이 있고, 건강에 대해 조금이라도 도움이 될 수 있는 이야기가 있어……

수소와 관련하여 많은 분들과 이야기했다. 앞으로도 또 그럴 것이다.

그런데 한 가지 특이한 점이 있다. 대화를 잠깐 해 보았을 뿐인데 이 사람이 병이 있는지 그 병이 중한지 경한지 물어보지 않고도 알 수 있다는 것이다. 아마도 점쟁이들이 이런 것으로 점을 보는 것 같다. 단지 몇 마디 말만으로 그 사람의 병을 알 수 있다는 것은 나로서는 신기할 수밖에 없다.

병이 있는 사람은 대부분 그 병을 사랑한다. 그리고 그 병을 갖

으려고 노력하고 있는 듯하다. 생각이 부정적(네거티브)이다. 병을 갖고 있더라도 밝고 긍정적이고 자신 있게 행동하며 적극적인 사람은 곧 그 질병이 없어지는 것 같다.

나는 이런 모습을 이야기하면서 인간인 우리 몸은 정말로 정밀하고도 신비하고 위대한 존재라고 말한다. 그래서 제창한다.

병을 멀리하고, 긍정적으로 신나게 인생을 구가하라고……

수소는 참 좋은 물질이다.

아마도 이 지구상에 존재하는 물질 중 가장 위대하고 인간에게 가장 필요하고 엄청난 역할을 할 물질이라고 생각한다.

"우주로부터의 선물"이라고나 할까? 비록 수소가 물에 녹아있든, 자동차 연료에 저장되어 있든, 휴대폰 배터리에 충전되어 있든, 과자나 초콜릿에 녹아있든, 건강식품으로 캡슐이나 정제, 과립, 가루로 되어있든 그것은 문제가 되지 않는다. 어떠한 형태로든 우리 국민에게 도움이 될 수만 있다면 좋겠다.

의사나 과학자가 아니더라도 내 주위에는 수소로 인해 건강을 회복하고 행복해하는 사람들이 꽤 많다. 정말 엄청난 일들이 벌어지고 있고, 그 광경을 가까이에서 보는 나는 더 행복하다.

그리고 더 중요한 것은 많은 분들로부터 "고맙다"는 이야기를 듣고 있다는 것이다. 나는 수소를 소개하고 전달했을 뿐인데, 상대방은 나를 생명의 은인으로 알고 있고, 건강의 은인으로 알고 있을 정도이니 말이다. 건강식품을 팔아서 기쁘고, 건강해서 기쁘고, 이를 지켜보는 가족이 있어 기쁘다.

번역을 하고나서 양 은 모

추 천 사

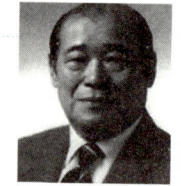

『수소의 가능성』(오이카와 타네아키/나이토오 마레오 공저, 양은모 역)이라는 책으로 한국 최초로 식용 수소를 소개하고 그 이론과 실제 현장경험을 소개했다면, 이번에 번역 출간한 『수소와 건강혁명』은 식용 수소가 우리 실 생활에서 어떻게 응용되고 어떤 역할을 할 수 있는가에 대해 중점을 두었다고 할 수 있다.

수소는 우리나라에서는 아직 미개척 분야라고 생각된다. 특히 식용 수소라는 말은 거의 들어보지도 못했을 것이다. 그러나 이미 미국이나 일본에서는 수소와 관련된 제품들이 매우 다양하게 보급되고 있다. 건강기능식품으로서의 수소는 캡슐/정/과립/분말 등 다양한 형태로 소개되고 있고, 수소를 함유한 기능성 화장품이 인기를 끌고 있다. 수소가 풍부하게 들어간 물, 식용 수소를 함유한 초콜릿, 식용 수소가 함유된 라면, 식용 수소가 함유된 빵 등 이루 헤아릴 수 없을 정도로 많은 제품들이 등장하고 있다. 우리나라에도 하루빨리 이와 같은 제품들이 보급되어 질병예방과 치료에 기여하였으면 한다.

수소가 풍부하게 함유된 제품들은 고3 수험생과 사법고시 등 고시준비생들에게도 많은 도움이 될 것으로 생각된다. 스포츠분야에서도 그 역할을 기대해 본다. 일본과 미국의 스포츠선수들은 수소 건강기능식품으로 효과를 보았다는 이야기도 들리고 있다.

환경부 자료에서 2005년 초등학생 아토피 유병률이 29.1%라는 통계를 본 적이 있다. 수소는 아토피 등 치료가 매우 까다로운 질병에 탁월한 효과가 있었다. 특히 치매와 같은 노인성 질환에는 식용 수소를 예방 차원으로도 유용하다고 생각된다. 식용 수소가 우리에게 친근한 건강기능식품으로서 존재하길 바란다.

이 책 『수소와 건강혁명』이 일반 독자는 물론 의사, 한의사, 약사 그리고 의료계에 종사하는 모든 분들에게 큰 도움이 되길 바란다.

2009년 8월
내과전문의 임 융 의

◎ 임융의 프로필

  1938년 평양 출생
  1964년 고려대학교 의과대학, 연세대학교 세브란스병원(내과전문의)
  일본 국립 쿄토대학(임상폐생리학 전공)
  1990년 전국중소병원협회 회장
  2002년~2008년 대한병원협회 국제/노사대책/학술 위원장
  (현) 연세대학교 의과대학 내과 외래교수
  (현) 호스피스(암환자치료)자원봉사자 교육위원회 위원장
  (수상) 국민훈장목련장(1987), 적십자상인도장 은장(1998)
  (경력) 국제로타리3650지구(서울)총재(1997-8년도)

식용 수소와 건강혁명

초판발행일 2009년 10월 10일

저　자	와카야마 토시후미
역　자	양은모
발행자	양은모
발행처	Ⓗ 한국 식용 수소 연구소
	카페: http://cafe.daum.net/kosuso
	서울 도봉구 창5동 338번지 신원리베르텔 308호
	전화:1544-6791(육체구원), 팩스:02)995-3819
	email: eunmo@yahoo.co.kr
	신고번호: 제25100-2008-000035호
편집디자인	매컴
삽　화	장성민

ⓒ 著作者　苦山利文
原　題　水素と生命 part Ⅱ
出版社　ノースランド出版

이 책의 한국어판 저작권은 일본 저작자와의 독점계약으로
한국식용수소연구소가 소유합니다.
저작권법에 의하여 한국내에서 보호를 받는 저작물이므로,
사전 서면에 의한 허락 없이는 내용의 일부 또는 전부를
무단전재, 무단복제를 절대 금합니다.

ISBN 978-89-962020-1-1　03510